医学と文学の交差点
北国の外科医の独り言

著者 ── 大平整爾

医療法人社団恵水会札幌北クリニック院長

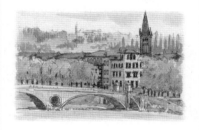

- 定価(本体 2,000 円+税)
- 四六判/上製本/236 頁

ISBN978-4-88407-598-9

透析医療の第一人者であり、
文学にも精通する
北国の医師が綴る珠玉の一冊。

北海道の地で日夜、透析医療に奮闘している著者は、医学のみならず文学への造詣も深い。その著者が日々の臨床で接している透析医療の患者さんや医療スタッフを含む多くの人に贈る、珠玉の一冊。書籍紹介から始まる短編60編と「言葉」に関する洞察をまとめた10編には、筆者の叡智あふれるメッセージが込められている。医学と文学という一見かけ離れたかに見える二つをつなぐ数々の作品の随所には、より良い医療を共に目指してゆこうという、厳しくも温かい著者の想いが込められている。

目次より

第1章　医学と文学の散歩道
- 生と死を見つめる
  ─この連載をはじめるにあたって─
- 感謝の気持ち
- 愛することと愛されること
- 生きる力の源
- 事象を通じて何を見るのか
- など

第2章　言葉のもつ面白さと難しさ
- 蛙は一匹か複数か
- リンカーンのお悔やみ文
- 医療者が患者への説明に用いる用語
  ─難解で曖昧さに辟易する患者たち─
- 患者さんからの言葉
- 医学書の売れ行き
- など

株式会社　**先端医学社**

〒103-0007 東京都中央区日本橋浜町 2-17-8 浜町平和ビル
TEL 03-3667-5656 (代)/FAX 03-3667-5657
http://www.sentan.com

IBD Research
Journal of Inflammatory Bowel Disease Research

特集 IBD治療薬の最適化とは？
企画：小林　拓

序 ………………………………………………………………… 小林　拓 …… 5

IBD治療における5-アミノサリチル酸製剤の最適化 …… 川井翔一朗ほか …… 6

IBD治療における免疫調節薬（チオプリン製剤）の最適化

………………………………………………………… 岡林　慎二ほか …… 12

IBD治療におけるステロイドの最適化 ………………… 西田　淳史ほか …… 18

IBD治療における抗TNFα抗体製剤の最適化 ………… 那須野正尚ほか …… 25

IBD治療におけるカルシニューリン阻害薬の最適化 …… 藤井　俊光 …… 32

IBD治療における栄養療法の最適化 …………………… 鎌田　紀子ほか …… 37

連載

トピックス ワールドコングレスレポート
IBDのセッションを中心に

No.37　Advances in Inflammatory Bowel Diseases（AIBD）2017
　　　　2017年11月9～11日，フロリダ（米国）　　　安藤　勝祥 …… 43

No.38　Crohn's & Colitis Congress（CCC）2018
　　　　2018年1月18～20日，ラスベガス（米国）　　白壁　和彦 …… 48

● 講座　IBD治療のピットフォール
第17回　IBDに合併する自己免疫性膵炎　　　　　　　　　　　　　　　　　　植木　敏晴ほか ···· 53

● 診断講座　症例から学ぶIBD鑑別診断のコツ
第37回　非特異性多発性小腸潰瘍症（CEAS）　　　　　　　　　　　　　　　平野　敦士ほか ···· 59

● 文献紹介　IBD注目のKey論文

㉝ 潰瘍性大腸炎サーベイランスにおける色素内視鏡と狭帯域光（NBI）観察の前向き無作為化比較試験
Bisschops R et al, Gut, 2017 10.1136/gutjnl-2016-313213
　　　　　　　　　　　　　　　　　　　　　　　　　　　　　　　　　　　　長坂　光夫ほか ···· 64

㉞ 潰瘍性大腸炎に対する寛解導入および寛解維持療法としてのトファシチニブ
Sandborn WJ et al, N Engl J Med **376**：1723-1736, 2017　　　　　　　　　　大森　鉄平 ···· 66

㉟ 抗MAdCAM抗体（PF-00547659）の活動期潰瘍性大腸炎に対する有効性：第Ⅱ相無作為化二重盲検プラセボ比較試験
Vermeire S et al, Lancet **390**：135-144, 2017　　　　　　　　　　　　　　　松浦　稔 ···· 67

㊱ 腸内微生物反応性の循環型・組織常在型CD4陽性T細胞は，健常者でも多数認められ，炎症の過程でその機能が変化していく
Hegazy AN et al, Gastroenterology **153**：1320-1337, 2017
　　　　　　　　　　　　　　　　　　　　　　　　　　　　　　　　　　　　氷室　秀知ほか ···· 68

公募のご案内（投稿論文規定）···· 70　　編集スタッフ ···· 71　　次号予告 ···· 72

弊社の出版物の情報はホームページでご覧いただけます．
また，バックナンバーのご注文やご意見・ご要望なども受け付けております．
http://www.sentan.com

【表紙写真】Pressmaster/Shutterstock.com　　Monkey Business Images/Shutterstock.com

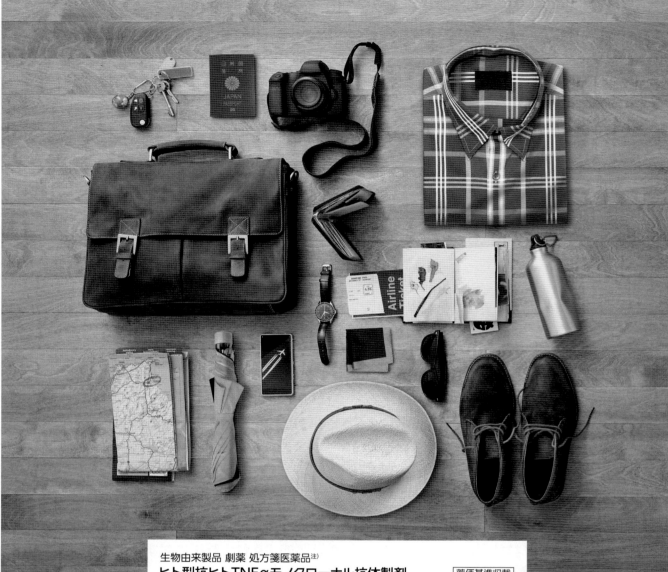

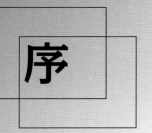

特集 IBD 治療薬の最適化とは？

序

小林　拓
（北里大学北里研究所病院炎症性腸疾患先進治療センター）

　炎症性腸疾患（inflammatory bowel disease：IBD）に罹患する患者数は増加の一途をたどっている．しかしながら，増加したのは患者数だけでなく，その治療選択肢も，近年飛躍的に進歩し，大幅に増加した．20世紀の最後に登場し本領域に革命的な変化をもたらした抗TNFα抗体製剤だけでなく，血球成分除去療法，局所製剤のラインナップ，新規ステロイド製剤，5-アミノサリチル酸（ASA）製剤の新たなドラッグデリバリーなど，その種類は多岐にわたる．

　さて，選択肢の増加は患者に適切に還元されているのであろうか？　潰瘍性大腸炎，クローン病ともに，いまだに難治であるために外科手術が必要になる症例が後を絶たない．どうしたらこれらすべての方々に，不自由のない生活をもたらすことができるのであろうか？　選択肢がまだまだ足りないのであろうか？

　本企画「IBD治療薬の最適化とは？」では，選択肢の増加にあぐらをかくのではなく，現在ある選択肢の有効性を最大限に引き出し，その人生においてIBDと共存していく患者さんに貢献できることを願い，6人の新進気鋭の医師に執筆をお願いした．それぞれ，病棟や外来，時には内視鏡室といったあらゆる場面で，患者さんに最も近い立場で日々奮闘している医師たちであり，小生のたっての希望をお聞きいただき，執筆を快諾いただいた．

　川井翔一朗先生には，5-ASA製剤の最適化について，ドラッグデリバリーの違いや投与量・投与方法の差異を議論いただいた．岡林慎二先生には，代謝経路を考慮に入れた免疫調節薬（チオプリン製剤）の最適化を詳述いただき，西田淳史先生に，その高い有効性とは裏腹に長期・くり返し使用による副作用のデメリットが問題となるステロイドをいかに最適に使っていくのか述べていただいた．那須野正尚先生と藤井俊光先生には，それぞれ難治性IBD治療の基軸でもある抗TNFα抗体製剤とカルシニューリン阻害薬の使用のコツを，豊富な経験からアドバイスいただき，最後に，栄養療法の最適化を鎌田紀子先生に概説いただいた．各項では，それぞれの薬剤の使い方だけでなく，近年注目されているバイオマーカーなども駆使した効果判定のコツなどについても触れられている．

　読者にとって，本特集が，IBDの新旧治療薬についての整理だけでなく，一歩進んだ実戦でのコツを学ぶ機会となり，最終的には患者さんの笑顔に少しでも役立てることを切に願う．

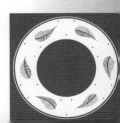

特集　IBD治療薬の最適化とは？

IBD治療における5-アミノサリチル酸製剤の最適化

川井翔一朗＊　新崎信一郎＊　飯島英樹＊

5-アミノサリチル酸（5-ASA）製剤は免疫抑制作用がなく，副作用も少ないため，炎症性腸疾患（IBD）の診療において広く使用されている．軽症から中等症の潰瘍性大腸炎の治療では5-ASA製剤が寛解導入治療，寛解維持治療のいずれにおいても第一選択となる．クローン病においては近年，否定的なエビデンスが多く，その使用は限定的となる．5-ASA製剤は炎症局所への到達量が多いほど，抗炎症効果が高い．潰瘍性大腸炎では，経口製剤は寛解導入・維持のいずれでも2g/日以上，局所製剤は寛解導入では1g/日，寛解維持では3g/週以上の投与が望ましい．より高用量での投与が必要な患者の見極めなど，今後，更なる最適使用を目指した検討が望まれる．

 ## はじめに

5-アミノサリチル酸（5-aminosalicylic acid：5-ASA）製剤は免疫抑制作用がなく，副作用も少ないため，炎症性腸疾患（IBD）の診療において広く使用されている．5-ASA製剤の効果的な使用方法について，多くの報告がなされているが，北米と欧州からそれぞれコンセンサスガイドラインが発表されており[1)2)]，一部抜粋したものを表1，2へ示す．両者を参考に，わが国で使用可能な製剤を中心に，5-ASA製剤の最適化について解説する．

 ## 1. わが国で使用される5-ASA製剤

5-ASA製剤の主成分であるメサラジンは炎症部粘膜局所での濃度が高いほど抗炎症効果が高いとされる．できる限り炎症部へメサラジンを効率的に到達させるべく，さまざまな種類の製剤が存在しているが，それぞれドラッグデリバリーの違いがあるとともに，保険適用で認められている用量が異なることも特徴となる（表3）．各製剤について以下概略を述べる．

Key Words
- サラゾスルファピリジン
- メサラジン
- 寛解導入治療
- 寛解維持治療
- 用法と用量

＊KAWAI Shoichiro, SINZAKI Shin-ichiro, IIJIMA Hideki／大阪大学大学院医学系研究科消化器内科学

特集 IBD治療薬の最適化とは？

表1 Toronto consensus guidelines for the management of UC

No.	ステートメント	推奨度	エビデンス
1	軽症から中等症の直腸炎型：坐剤1g/日で寛解導入	強	高
2	軽症から中等症の左側結腸炎型：注腸製剤1g/日以上で寛解導入	強	中
3	軽症から中等症の左側結腸もしくは全大腸炎型：経口製剤2〜4.8g/日で寛解導入	強	中
4	軽症から中等症の左側結腸もしくは全大腸炎型：経口製剤単独よりも局所製剤との併用を検討	弱	低
5	5-ASA製剤開始後に症状の改善を認めなくとも，4〜8週程度観察してから治療の変更を考慮	強	低
6	5-ASA製剤で寛解に至った軽症から中等症の直腸炎もしくは左側結腸炎型：寛解維持目的にも導入時の治療を継続	強	中
7	5-ASA製剤で寛解に至った軽症から中等症の症例（すべての型）：寛解維持目的に経口製剤2g/日以上を継続	強	中
8	5-ASA製剤を使用せず経口ステロイドで寛解に至った症例：経口製剤2g/日以上を寛解維持目的での導入を検討	弱	低
9	経口製剤で反応の得られなかった症例で，他の経口製剤への変更は推奨しない	強	低
10	5-ASA製剤の使用は寛解導入，寛解維持のいずれの目的でも1日1回の内服方法を推奨	弱	中

（Bressler B et al, 2015[1]）より改変引用）

表2 Consensus on diagnosis and management of ulcerative colitis（European Crohn's and Colitis Organization）

No.	ステートメント	エビデンス
11A	軽症から中等症の直腸炎型：メサラジン坐剤（1g/日）を第一選択，メサラジン注腸も検討しうる	EL1
11A	軽症から中等症の直腸炎型：上記単剤治療よりも局所製剤と経口メサラジンもしくは局所ステロイドの併用はより効果的	EL2
11C	軽症から中等症の左側結腸炎型：5-ASA注腸（1g/日）と経口5-ASA（2.4g/日以上）の併用を第一選択として推奨（いずれの単剤治療よりも，また局所ステロイド剤よりも併用治療が効果的．経口製剤は1日1回投与でも同等の効果）	EL1
11E	軽症から中等症の全大腸炎型：5-ASA注腸（1g/日）と経口メサラジン（2.4g/日以上）の併用を第一選択として推奨（経口製剤は1日1回投与でも同等の効果）	EL1
12E	5-ASAもしくはステロイドで寛解に至った直腸炎型：メサラジン坐剤が第一選択，経口製剤との併用も考慮	EL1
12E	5-ASAもしくはステロイドで寛解に至った左側結腸炎型：メサラジン注腸もしくは経口製剤との併用を検討	EL1
12E	5-ASAもしくはステロイド加療で寛解に至った全大腸炎型：局所メサラジンと経口メサラジンの併用を推奨	EL1
12F	経口製剤は2g/日が，局所製剤は3g/週が寛解維持治療に効果的．経口製剤は1日1回投与でおこなう	EL1
12F	サラゾスルファピリジンはメサラジンと同等かそれ以上に有効であるが，副作用を考慮するとメサラジンが第一選択	EL1
12F	すべての経口製剤は同等に効果的	EL1

（Harbord M et al, 2017[2]）より改変引用）

表3 わが国で使用可能な5-ASA製剤一覧

剤形	一般名	おもな製品名	おもな効果部位	用量（1日当たり）
経口剤	サラゾスルファピリジン	サラゾピリン®	大腸	2〜4g（活動期8g）
	メサラジン	ペンタサ®	小腸〜大腸	1.5〜2.25g*（活動期4g）
	メサラジン	アサコール®	大腸	2.4g（活動期3.6g）
	メサラジン	リアルダ®	大腸	2.4g（活動期4.8g）
坐剤	サラゾスルファピリジン	サラゾピリン®坐剤	直腸	0.5〜1g
	メサラジン	ペンタサ®坐剤	直腸	1g
注腸製剤	メサラジン	ペンタサ®注腸	左半結腸	1g

＊：クローン病に対しては1.5〜3g

1）経口製剤

A. サラゾピリン®

メサラジンとスルファピリジンがアゾ結合したサラゾスルファピリジンを含有する製剤である．一部が小腸でそのまま吸収され，大部分が大腸に到達する．大腸で腸内細菌の作用によりアゾ結合が分解され，スルファピリジンとメサラジンが放出される．

B. ペンタサ®

メサラジンを多孔質のエチルセルロースでコーティングし，時間依存性にメサラジンを放出するように調整した製剤であり，小腸から大腸までメサラジンが放出される．また経口5-ASA製剤のなかで唯一，錠剤やカプセル剤ではない顆粒製剤も販売されている．

C. アサコール®

メサラジンをメタクリル酸コポリマーSでコーティングした製剤である．pH依存的にコーティングが溶解し，回腸末端から大腸までメサラジンが放出される．

D. リアルダ®

pH依存性のコーティング膜の中にさらに徐放性の基質を使用し，遠位部大腸までメサラジンが放出されるように意図された製剤．回腸末端から大腸までメサラジンが放出される．

2）局所製剤

サラゾピリン® 坐剤，ペンタサ® 坐剤，ペンタサ® 注腸

局所製剤は経口製剤よりも直腸を中心に遠位大腸へのメサラジンの到達量が多く，同部位への抗炎症効果は高い．添付文書によると坐剤は直腸に限局的に分布するとされる．注腸製剤の分布については，多くの症例でS状結腸より口側まで到達すると報告されている[3]．

2. 副作用

メサラジンの副作用には，頭痛，腹痛，心窩部痛，嘔気等があるが，多くは軽症である．おもなものとして，腎障害，発熱，肝機能異常，血球減少，膵炎，肺障害，ループス様症候群，Stevens-Johnson症候群等がある．腎障害の頻度は高いものではないが，間質性腎炎が原因の場合には早期発見により可逆的と考えられており，投与前や投与中の腎機能のモニタリングが必要である[4]．サラゾスルファピリジンではスルファピリジンに起因する頭痛，嘔気，心窩部痛，皮疹などの副作用の頻度が高く，用量依存性とされる．さらに，葉酸欠乏，精子減少の副作用が起こりうる．精子減少は可逆性であるが，若年男性患者に投与する際には留意すべき副作用である．

添付文書上はサリチル酸エステル類またはサリチル酸塩類に対する過敏症の既往歴のある患者では禁忌となっているが，まれに5-ASA不耐例とよばれる，5-ASA製剤自体に対するアレルギー様の病態によって潰瘍性大腸炎に似た腹痛，発熱，血便などの症状を引き起こす症例が存在する．このような症例では，5-ASA製剤投与後に急速にIBDが増悪したと判断を誤りやすいが，内服開始早期の悪化の場合には5-ASA不耐/アレルギーは必ず鑑別すべき病態である．リンパ球幼若化試験などが診断の助けとなるが，陰性の場合もあり，臨床的な経過から疑い，5-ASA製剤中断による症状改善から診断をおこなうことが重要である．脱感作療法として少量から徐々に5-ASA製剤の用量を増加させることにより内服可能となる症例が存在することも報告されているが，その適応は慎重に検討すべきである．

3. 治療の最適化

1）潰瘍性大腸炎

潰瘍性大腸炎では5-ASA製剤は寛解導入，寛解維持の両方に有効である．軽症から中等症の潰瘍性大腸炎患者の寛解導入，寛解維持のいずれにおいても第一選択となる．サラゾスルファピリジンとメサラジンはほぼ同等の効果と報告されているが[5]，メサラジンは副作用が少なく，また用量依存性の副作用もないことから，メサラジンが第一選択になると考える．一般にメサラジン経口製剤の種類の違いによる治療効果の差についての報告は認められず[6]，有効性は同等とされている．経口製剤の内服方法についても検討がなされており，同容量の経口製剤を分割で内服した場合と一括で内服した場合を比較

すると，効果，アドヒアランス，副作用に差は認められなかったと報告されている[7]．

A．寛解導入治療

直腸炎型では，経口製剤単剤よりも局所製剤単剤のほうが効果は高く[8]，坐剤の使用が第一選択となる．経口製剤と坐剤の併用は，いずれの単剤による加療よりも効果は高く[9]，効果が不十分な症例では併用治療を考える．

左側結腸炎型では，坐剤のみで炎症部粘膜のすべてに5-ASA製剤を到達させることは困難と考えられ，局所製剤単独で治療をおこなうのであれば，注腸製剤を使用する．直腸炎型と同様に，効果が不十分な症例では経口製剤との併用治療を考える．

全大腸炎型では，局所製剤単剤による効果は期待しにくいため，経口製剤単剤もしくは経口製剤と局所製剤の併用をおこなう．患者が局所製剤の使用を希望されず，比較的軽症の症例では，経口製剤単独での治療がおこなわれる．

治療の開始用量については，欧米では局所製剤は1g/日以上，経口製剤に関しては2g/日以上であることがコンセンサスとなっている．中等症の症例では，経口製剤の用量が2.4g/日よりも4.8g/日であるほうが寛解導入効果にすぐれることが示されており[10]，広範な炎症がある症例，活動性の高い症例，再燃例などでは最初から各製剤における最高用量での治療を検討すべきである．

5-ASA製剤の効果が得られる症例では，臨床的寛解は投与開始後4～8週までに認められることが多い[11]．一方，効果が得られない場合には別の薬剤の選択等の早期の判断が必要となるが，投与開始後8週以降での改善の報告もあり，症状のみならず，各種バイオマーカーも用いた，慎重な判断が必要と考えられる．

5-ASA製剤低用量で治療を開始した場合に効果が不十分であれば，増量をおこなう．最高用量での経口製剤と局所製剤の併用をおこない，かつ効果が不十分であった場合には，薬剤の変更が必要となる．わが国で使用可能な経口製剤を比較した場合，最高用量としてはペンタサ®は4g/日，アサコール®は3.6g/日，リアルダ®は4.8g/日の投与が可能である．5-ASA製剤を最高用量で内服している状況において，その後に他の経口製剤へ変更した場合に臨床的に有効性が認められるかについては不明であり，米国のToronto consensusでは経口5-ASA製剤内での変更は否定的に記載されている（**表1**）．しかし，初発症例などで5-ASA製剤治療が無効と判断される状況では，つぎの治療法としてステロイドの使用が考慮されることが多い．適切なステロイド使用を躊躇する必要はないが，最初の5-ASA製剤である程度の効果が認められているなど，病状が安定しており状況が許すのであれば，実臨床においては患者との相談のうえ，別の5-ASA製剤への変更を試みることは選択肢となりうると考える．

B．寛解維持治療

寛解維持療法においても，寛解導入に用いられた5-ASA製剤を継続使用すべきである．寛解導入できているかの判断は，まず症状や身体所見，血液検査所見でおこなうことになるが，免疫学的便潜血検査，便中カルプロテクチンなどの便中のバイオマーカーも適宜併用することにより炎症の残存評価がおこなえると考えられる．最終的には粘膜の寛解状態の確認および再燃リスクの評価のために，内視鏡検査をおこない，粘膜治癒を確認する．

局所製剤で寛解に至った症例では，局所製剤による寛解維持治療も考慮されるが，症状消失後に経口剤への変更を希望される症例も多く経験する．寛解導入においては経口製剤の種類の差はないとされるが，寛解維持療法については左側結腸炎型や直腸炎型において，より遠位に5-ASA製剤が分布する経口製剤の優位性が示されている[12]．

寛解維持治療における5-ASA製剤の必要用量に関しては，欧米では経口製剤では2g/日以上が推奨されており，局所製剤では3g/週以上の使用が推奨されている．少数例での検討ではあるが，5-ASA製剤により寛解導入した症例のうち，若年もしくは全大腸炎型であった症例ではメサラジン4.8g/日を内服していた群が2.4g/日を内服していた群よりも寛解維持効果が高かったと報告されている[13]．経口5-ASA製剤単独で寛解が維持されている患者を前向きに追跡したわが国での検討におい

て，比較的短期の寛解（2年以下）が5-ASA製剤の内服量によらず再燃のリスクとなることが報告されている．さらに，ステロイド使用歴は経口5-ASA製剤2g/日以上で寛解維持療法をおこなっていた群では再燃のリスク因子として抽出されなかったが，2g/日以下の群においては再燃のリスク因子であることが報告されている[14]．すなわち，ステロイド使用歴のある患者の寛解維持療法では，あらかじめ維持用量を高く設定すれば再燃のリスクが減らせることが期待される．バイオマーカーを使った報告としては，臨床的寛解に至っていたが便中カルプロテクチンが50μg/g以上であった症例では，経口5-ASA製剤への高用量化（2.4g/日→4.8g/日）により寛解維持率が増加するという報告がある[15]．これらの報告から，若年や全大腸炎型の症例，再燃歴やステロイド使用歴のある症例，内視鏡検査がおこなえていない臨床的寛解症例，とくに便潜血や便中カルプロテクチンが陽性である症例などにおいて，2g/日では寛解維持療法として不十分で，更なる高用量を必要とする症例が存在するのではないかと考えられる．今後，より詳細な5-ASA製剤の維持用量と再燃についての検討が必要と考える．

2）クローン病

クローン病において，かつては5-ASA製剤の有効性の報告が多く認められ，副作用の少ない治療薬として軽症の症例に一般的に使用されていたが，近年においてはプラセボと比較して明らかな有効性は認めないとする否定的な報告が多く認められる[16]．メサラジンであれば副作用も少なく，軽症の初発症例においては，診断がつくまでの使用や，他の治療を開始するまでに限定的な使用を検討できると思われるが，無効の場合にはすみやかに他の治療へと変更すべきであろう．

おわりに

古くから広く使用されてきた5-ASA製剤であるが，詳細な製剤の使い分けや，寛解導入後も高用量を継続すべき患者の選択など，更なる検討が必要な疑問点もいまだ多く存在する．わが国での現状から経口製剤に関してはおもにメサラジンについて記載をおこなったが，薬価を考慮に入れた場合は同等の効果をもつとされるサラゾスルファピリジンを勧めている報告も存在する[6]．厚生労働省の難治性疾患に対する医療助成制度の変更に伴い，今後はわが国においても経済的な観点から寛解導入後における内服薬の減量や変更，中断を希望する患者が増加していく可能性も考えられる．さらに，近年5-ASA製剤による大腸癌抑制効果の可能性も報告されている．こういった背景からも，今後ますます5-ASA製剤の使用の最適化が重要となると思われ，引きつづき更なる最適化に向けたエビデンスの構築が望まれる．

文　献

1) Bressler B, Marshall JK, Bernstein CN *et al*：Clinical practice guidelines for the medical management of non-hospitalized ulcerative colitis：the Toronto consensus. *Gastroenterology* **148**：1035-1058, e1033, 2015
2) Harbord M, Eliakim R, Bettenworth D *et al*：Third European Evidence-based Consensus on Diagnosis and Management of Ulcerative Colitis. Part 2：Current Management. *J Crohns Colitis* **11**：769-784, 2017
3) Qureshi AI, Cohen RD：Mesalamine delivery systems：do they really make much difference? *Adv Drug Deliv Rev* **57**：281-302, 2005
4) Curkovic I, Egbring M, Kullak-Ublick GA：Risks of inflammatory bowel disease treatment with glucocorticosteroids and aminosalicylates. *Dig Dis* **31**（3-4）：368-373, 2013
5) Cottone M, Renna S, Modesto I *et al*：Is 5-ASA still the treatment of choice for ulcerative colitis? *Curr Drug Targets* **12**：1396-1405, 2011
6) Wang Y, Parker CE, Feagan BG *et al*：Oral 5-aminosalicylic acid for maintenance of remission in ulcerative colitis. *Cochrane Database Syst Rev* 2016；5：Cd000544
7) Feagan BG, MacDonald JK：Once daily oral mesalamine compared to conventional dosing for induction and maintenance of remission in ulcerative colitis：a systematic review and meta-analysis. *Inflamm Bowel Dis* **18**：1785-1794, 2012
8) Marshall JK, Thabane M, Steinhart AH *et al*：Rectal 5-aminosalicylic acid for maintenance of remission in ulcerative colitis. *Cochrane Database Syst Rev* 2012；11：Cd004118
9) Ford AC, Khan KJ, Achkar JP *et al*：Efficacy of oral vs.

topical, or combined oral and topical 5-aminosalicylates, in Ulcerative Colitis : systematic review and meta-analysis. *Am J Gastroenterol* **107** : 167-176, author reply ; 177, 2012

10) Feagan BG, Macdonald JK : Oral 5-aminosalicylic acid for induction of remission in ulcerative colitis. *Cochrane Database Syst Rev* 2012 ; 10 : Cd000543

11) Levine DS, Riff DS, Pruitt R *et al* : A randomized, double blind, dose-response comparison of balsalazide (6.75 g), balsalazide (2.25 g), and mesalamine (2.4 g) in the treatment of active, mild-to-moderate ulcerative colitis. *Am J Gastroenterol* **97** : 1398-1407, 2002

12) Leifeld L, Pfützer R, Morgenstern J *et al* : Mesalazine granules are superior to Eudragit-L-coated mesalazine tablets for induction of remission in distal ulcerative colitis- a pooled analysis. *Aliment Pharmacol Ther* **34** : 1115-1122, 2011

13) Pica R, Cassieri C, Cocco A *et al* : A randomized trial comparing 4.8 vs. 2.4 g/day of oral mesalazine for maintenance of remission in ulcerative colitis. *Dig Liver Dis* **47** : 933-937, 2015

14) Fukuda T, Naganuma M, Sugimoto S *et al* : The risk factor of clinical relapse in ulcerative colitis patients with low dose 5-aminosalicylic acid as maintenance therapy : A report from the IBD registry. *PLoS One* **12** : e0187737, 2017

15) Osterman MT, Aberra FN, Cross R *et al* : Mesalamine dose escalation reduces fecal calprotectin in patients with quiescent ulcerative colitis. *Clin Gastroenterol Hepatol* **12** : 1887-1893,e1883, 2014

16) Gomollón F, Dignass A, Annese V *et al* : 3rd European Evidence-based Consensus on the Diagnosis and Management of Crohn's Disease 2016 : Part 1 : Diagnosis and Medical Management. *J Crohns Colitis* **11** : 3-25, 2017

川井翔一朗（かわい・しょうたろう）

大阪大学大学院医学系研究科消化器内科医員
Profile
2006年　大阪大学医学部医学科卒業
　　　　大阪労災病院研修医
2011年　大阪大学医学部附属病院消化器内科医員
2016年　大阪大学大学院医学系研究科修了，博士号
　　　　（医学）取得

特集 IBD治療薬の最適化とは?

IBD治療における免疫調節薬（チオプリン製剤）の最適化

岡林慎二* 小林 拓* 日比紀文*

> アザチオプリンと6-メルカプトプリンはチオプリン系免疫調節薬と総称され，炎症性腸疾患（IBD）である潰瘍性大腸炎およびクローン病では主として寛解維持目的に使用される．個々の症例で代謝動態が異なることから至適用量が大幅に異なる場合があり，副作用に注意しながら用量調節をおこなうことが重要である．副作用には用量依存性ならびに非依存性のものがあり，前者は減量もしくは代謝調節，後者は変更・中止が原則となる．副作用への対策を熟知し至適用量をきちんと使うことで，より安全に本剤の有効性を最大限に引き出すことができれば，非常に有力な寛解維持治療の選択肢となる．

はじめに

炎症性腸疾患（inflammatory bowel disease：IBD）と称される潰瘍性大腸炎（ulcerative colitis：UC）とクローン病（Crohn's disease：CD）は，消化管特異的に慢性炎症をくり返すが，原因不明のために根本的治療はなく，寛解状態を維持することが治療目標とされている．近年，寛解導入の治療選択肢が飛躍的に増加したことにより，一旦症状の改善を得られることが多くなってきた．

Key Words
- 免疫調節薬
- チオプリン製剤
- アザチオプリン
- 6-メルカプトプリン
- NUDT15

しかしながら，慢性疾患であるIBDの特性上，一旦改善しても再燃をくり返すことは依然として起こりうる問題であり，寛解維持治療の重要性も増している．アザチオプリン（AZA）とその代謝物6-メルカプトプリン（6-MP）はチオプリン系免疫調節薬（immunomodulator：IM）と称され，再燃をくり返すIBDの難治例に対して寛解維持薬として有用である．一方で寛解維持に十分なエビデンスがあるにもかかわらず，個々の患者に対する至適用量が大幅に異なりうること（図1），また副作用の発現頻度が20％前後と比較的多く，時として重篤になりうること，リンパ増殖性疾患や皮膚がんの増加が報告されていることなどから，使用が敬遠されたり増量が躊躇されたりすることが少なくないため，正確な知識をもって適切な使用を心がけることが重要である．

本稿では，IBD患者におけるIMの使用について，適

---

*OKABAYASHI Shinji, KOBAYASHI Taku, HIBI Toshifumi／北里大学北里研究所病院炎症性腸疾患先進治療センター

応と使用のコツを，最近の知見もふまえつつ概説する．

1. チオプリン製剤の基礎知識

AZAおよび6-MPともにそれ自体に活性はなく，生体内で種々の代謝酵素の働きによって生成された代謝産物，6-thioguanine nucleotides（6-TGN）がその薬理作用を発揮する．一方で，6-methylmercaptopurine（6-MMP）に代謝されると肝障害の原因になると考えられている（**図2**）．6-TGNが免疫抑制作用を発揮する機序としては，白血球中のDNAに組み込まれ，増殖抑制やアポトーシス誘導をきたすと考えられている．効果発現は緩徐（通常2〜3ヵ月を要する）であり，即効性はないことが，主として寛解維持に用いられる理由である．

1960年代にIBDにおける治療効果が報告され，難治症例に対する標準的治療薬の一つとなった．現在，わが国ではAZA（錠剤）は保険適用があるが，6-MP（粉末）は保険適用外である．AZAと6-MPはともに，IBDに対する寛解維持治療としてすぐれた成績が示されているばかりでなく[1)2)]，抗TNFα抗体との併用，CDの術後再発予防や瘻孔閉鎖目的などさまざまな局面で使用されている．しかし，これらの成績はおもに体重あたりで投与量が決定された場合のものが多く，最大限に用量を至適化した場合の個々の症例における効果は，報告されている成績をしのぐ可能性も大いにある．

近年，韓国のCD患者978人を対象にSNP解析をおこなった結果，*NUDT15*遺伝子における変異がIMによる投与後早期の重篤な白血球減少と強く関連があることが報告された[3)]．この知見については日本でも追試がおこなわれ，同様の関与が確認されたとともに，日本人にお

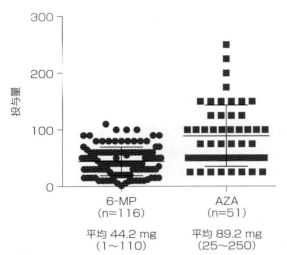

図1 参考：当院におけるチオプリン製剤の維持量（n=167）

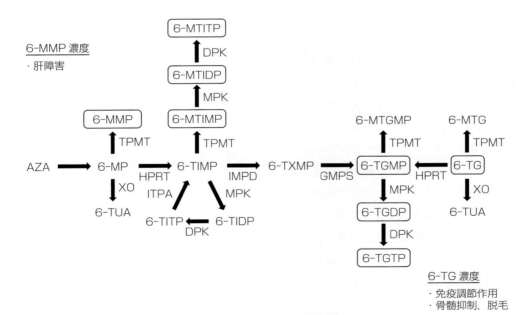

図2 チオプリンの代謝経路

ける至適用量が欧米人にくらべて少量である理由の一端が明らかになったと考えられる．さらに，IM 耐用量は *NUDT15* 遺伝子変異と関係することも報告されており[4]，将来的には遺伝子型判定した個別化医療への応用がなされることによって，より安全に使用できる可能性がある．

2. IBD における IM の適応

薬剤の効果発現が緩徐であるため，迅速な効果が必要な症例には適さず，おもに維持療法として使用されており，UC と CD ともに寛解導入効果は明らかではない[1)5]．IBD においては，主として以下に当てはまる症例で使用される．

1）ステロイドの減量・離脱目的

IM はステロイドの減量・離脱効果が示されており，IBD においてステロイドで寛解導入した症例の維持治療への移行として使用され，とくにステロイド依存症例においては使用を検討すべきである．ステロイド依存の定義に当てはまらないような症例であっても，くり返しステロイドによる寛解導入を要するような症例では，早期に IM を導入し，以後のくり返し投与を避けるように努めるべきである．

2）抗 TNFα 抗体との併用

CD では以前からインフリキシマブ（IFX）単剤よりも IM 併用療法のほうが治療成績にすぐれていることが報告されてきたが[6]，UC においても最近 IFX 単剤よりも IM を併用したほうがステロイドフリー寛解率においてすぐれていることが報告された[7]ことから，IBD において IFX を導入する際には IM の併用を検討すべきである．さらには，IFX およびアダリムマブ単剤で維持投与中に抗薬物抗体を産生し効果減弱をきたした場合にも，IM を追加し併用することで抗体価を低下させて治療効果が回復するということが報告されており[8]，このような場合にも併用を検討すべきである．

3）タクロリムスもしくはシクロスポリンで寛解導入した際の維持療法

カルシニューリン阻害薬であるタクロリムスやシクロスポリンは，難治性 UC に対する有力な寛解導入薬として使用される．しかしながら，これらの薬剤は寛解維持効果に関するエビデンスが乏しく，長期使用に伴う安全性上の危惧もある．そのため，寛解導入後の維持療法として IM に切り替えることが標準であり，実際に使用例では長期の寛解維持率が上回ることが報告されている[9]．通常，カルシニューリン阻害薬の有効性を確認したうえで IM を開始し，カルシニューリン阻害薬を漸減中止する（タクロリムスは保険適用では 3 ヵ月で中止）と同時に IM を至適用量に調節する．

4）5-アミノサリチル酸製剤（5-ASA）の効果不十分・不耐例

ステロイド依存・抵抗例でなくとも，5-ASA で寛解維持できない軽症から中等症の症例や 5-ASA 不耐症例では，IM の使用を考慮する[10]．しかしながら，とくに軽症例や遠位に限局した症例では，局所治療等を優先して考慮すべきである．

5）CD の術後再発予防と瘻孔閉鎖目的

CD の回腸切除後の再発予防に対して IM が有効であるという報告があり[11]，術後再発リスクが高い患者や術後内視鏡検査で活動性を認める患者では IM の使用を検討する．さらに瘻孔を合併した CD に対して，IM を使用することで瘻孔閉鎖が得られる可能性や[12]，瘻孔に関連した手術を減らす可能性が報告されている[13]．

3. 開始量と増量の仕方

1）開始時

日本人における初期投与量は通常 AZA 25～50 mg，6-MP 15～30 mg とされる．投与開始後は早期の副作用である重篤な骨髄抑制，肝酵素上昇，膵炎等をモニターするため，血液検査によって末梢血血算，肝酵素，膵酵素などをチェックするとともにアレルギー症状を確認する必要がある．重篤な骨髄抑制は治療開始 8 週目まで，

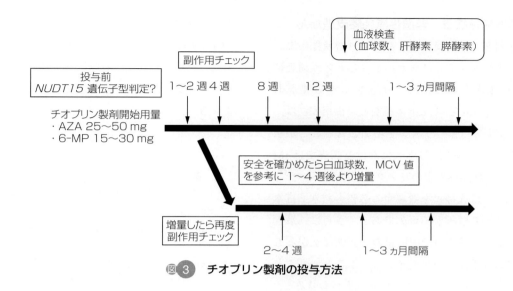

図3 チオプリン製剤の投与方法

とくに開始後1～2週目に認められることが多い．そのため，治療開始後1週目を目安に初回の血液検査をおこない，その後も治療開始後1ヵ月までは2週間ごとを目安に血液検査で確認する．その後，3ヵ月までは4週ごとを目安とし，維持期においても晩期の副作用モニターのため，1～3ヵ月ごとの血液検査が必要である（**図3**）[10]．

2）至適用量への調節・増量

至適用量は個人差があるため白血球数および平均赤血球容積（MCV）値を指標として，白血球数が3,000～4,000/μl，MCV＞100を目標として調節をおこなう．AZAであれば25 mg，6-MPであれば10～15 mgずつ4～8週ごとに増量していくが，剤形上AZAのほうが微量の調節は不得手である．この際，ステロイド使用による白血球増多や鉄欠乏性貧血の影響によるMCV低値が重複していることも多く，数値そのものだけでなく，その推移も考慮に入れる必要がある．増量時には，2～4週間以内に採血をおこない用量依存性の副作用を確認するべきである．欧米では赤血球中6-TGNの測定（わが国では保険適用外）をおこない，230～400 pmol/8x10⁸RBCを治療域として調節されることがよくおこなわれるが[10,14]，前述したアジア人に頻度の多い*NUDT15*遺伝子のSNPによる重篤な白血球減少，脱毛とは相関しないことが示されており，わが国での有用性は限定的かもしれない．

増量に不慣れな場合は，増量が必要と判断した時点で専門医へ紹介することも検討する．

4．副作用（図3）

1）用量非依存性副作用

投与量に非依存性であるアレルギーも含めた副作用は投与初期3～4週以内に生じる．38℃以上の発熱，発疹，関節痛，筋肉痛，膵炎，消化器症状などがあり，投与量とは関係なく，薬物中止にて改善する．AZAで副作用が発現した場合の6-MPへの変更は半数近くで有効といわれるため，6-MPからAZAへの変更についても試す価値はある．ただし，膵炎は一般的には薬剤の変更は無効とされる[10,13]．

2）用量依存性副作用

投与量に依存性である副作用には，6-TGN依存性とされる嘔気・嘔吐，骨髄抑制，易感染，脱毛と，6-MMP依存性とされる肝障害がある．これらは投与量に依存するため，投与量を減量し調節することで改善するものが多い．また，6-MMP依存性の副作用においては，投与法の変更（朝夕分割投与）やアロプリノールを併用（同時にIMを減量）[10]することで，6-TGNへ代謝を誘導し，副作用なく薬効が得られるとされる．

3）リンパ増殖性疾患，非悪性黒色腫皮膚がん

IBD患者を対象にIM使用によるリンパ増殖性疾患，非悪性黒色腫皮膚がんのリスクが増加するという調査結果が欧米より報告されており，注意を払う必要がある[15)16)]．なかでも，抗TNFα抗体製剤との併用療法は，IM単剤よりもリンパ腫のリスクを増加させることが報告されている[15)]．一方で，日本人における調査ではIM使用によるリンパ増殖性疾患のリスクは認めなかった[17)]．皮膚がんにおいては人種差を考慮する必要もあり，日本人におけるリスクの解析が不可欠である．さらに，最近の検討ではIMの継続使用で両疾患のリスクは上がるものの，中止すれば再度ベースラインに下がるということも報告されているため[16)18)]，その低い頻度も合わせると，とくに疾患のコントロールに難渋している症例ではIM使用のメリットがリスクを上回ると考えるのが趨勢である．

4）妊娠における安全性

妊娠時の使用に関しては，Coelhoら[19)]がCESAME studyの結果より2011年に報告している．204人の215回の妊娠について調査した結果，先天奇形を含めたリスクの増加とは関連がなかったとしている．この成績以来，投与中の薬剤による危険性よりも，妊娠中の原病の活動性のほうが妊娠出産のアウトカムに影響すると考えられるようになった．すなわち，妊娠中の疾患管理のために必要な投薬であればメリットがリスクを上回るであろうと捉えることが主流になっている．またIM分解産物の乳汁への影響もほとんどないといわれており，IMを服用中の母親からの授乳は安全と考えられている．

おわりに

IBDにおける治療法の進歩に伴って，治療目標も短期間の臨床症状や指標の改善ではなく，長期的に寛解状態を維持することへと変化した．そのため，長期寛解をもとにした予後の改善を視野に入れた，有効な寛解維持療法がますます重要となっている．IMはそのための切り札でもあるばかりか，最適化することでエビデンスに示されている以上の効果を引き出す可能性をもつ薬剤ともいえる．しかしながら，本剤はその副作用の頻度などから使いこなされていない場面も少なからずあり，*NUDT15*遺伝子SNPと白血球減少，脱毛の関係をはじめとした新しい知見が臨床にフィードバックされることで，より安全かつ有効に使用できるようになることが望まれる．

文　献

1) Gisbert JP, Linares PM, Mcnicholl AG et al：Meta-analysis：the efficacy of azathioprine and mercaptopurine in ulcerative colitis. *Aliment Pharmacol Ther* **30**：126-137, 2009
2) Pearson DC, May GR, Fick GH et al：Azathiopurine and 6-mercaptopurine in Crohn disease：a meta-analysis. *Ann Intern Med* **122**：132-142, 1995
3) Yang SK, Hong M, Baek J et al：A common missense variant in nudt15 confers susceptibility to thiopurine induced leukopenia. *Nat Genet* **46**：1017-1020, 2014
4) Moriyama T, Nishi R, Perez-Andreu V et al：NUDT15 polymorphisms alter thiopurine metabolism and hematopoietic toxicity. *Nat Genet* **48**：367-373, 2016
5) Chande N, Townsend CM, Parker CE et al：Azathiopurine or 6-mercaptopurine for induction of remission in Crohn's disease. *Cochrane Database Syst Rev*, 2016 Oct 26；10：CD000545
6) Colombel JF, Sandborn WJ, Reinisch W et al：Infiximub, azathiopurine, or combination therapy for Crohn's disease. *N Engl J Med* **362**：1383-1395, 2010
7) Panaccione R, Ghosh S, Middleton S et al：Combination therapy with infliximab and azathioprine is superior to monotherapy with either agent in ulcerative colitis. *Gastroenterology* **146**：392-400, e3, 2014
8) Strik AS, van den Brink GR, Ponsioen C et al：Suppression of anti-drug antibodies to infliximab or adalimumab with the addition of an immunomodulator in patients with inflammatory bowel disease. *Aliment Phamacol Ther* **45**：1128-1134, 2017
9) Kobayashi T, Naganuma M, Okamoto S et al：Rapid endoscopic improvement is important for 1-year avoidance of colectomy but not for the long-term prognosis in cyclosporine A treatment for ulcerative colitis. *J Gastroenterol* **45** 1129-1137, 2010.
10) Bradford K, Shih DQ：Optimizing 6-mercaptopurine and azathioprine therapy in the management of inflammatory bowel disease. *World J Gastroenterol* **17**：4166-4173,

11) De Cruz P, Kamm MA, Hamilton AL et al: Crohn's disease management after intestinal resection: a randomized trial. *Lancet* **385**: 1406-1417, 2015
12) Jones JL, Kaplan GG, Peyrin-Biroulet et al: Effects of concomitant immunomodulator therapy on efficacy and safety of anti-tumor necrosis factor therapy for Crohn's disease: A meta-analysis of placebo-controlled trials. *Clin Gastroenterol Hepatol* **13**: 2233-2240, 2015
13) Kobayashi T, Hishida A, Tanaka H et al: Real-world experience of anti-tumor necrosis factor therapy for internal fistulas in Crohn's disease: a retrospective multicenter cohort study. *Inflamm Bowel Dis* **23**: 2245-2251, 2017
14) Chevaux JB, Peyrin-Biroulet L, Sparrow MP: Optimizing thiopurine therapy in inflammatory bowel disease. *Inflamm Bowel Dis* **17**: 1428-1435, 2011
15) Lemaitre M, Kirchgesner J, Rudnichi A et al: Association between use of thiopurines or tumor necrosis factor antagonists alone or in combination and risk of lymphoma in patients with inflammatory bowel disease. *JAMA* **318**: 1679-1686, 2017
16) Abbas AM, Almukhtar RM, Loftus EV Jr et al: Risk of melanoma and non-melanoma skin cancer in ulcerative colitis patients treated with thiopurines: a nationwide retorospective cohort. *Am J Gastroenterol* **109**: 1781-1793, 2014
17) Fukata N, Okazaki K, Omiya M et al: Hematologic malignancies in the Japanese patients with inflammatory bowel disease. *J Gastroenterol* **49**: 1299-1293, 2014
18) Kotlyar DS, Lewis JD, Beaugerie L et al: Risk of lymphoma in patients with inflammatory bowel disease treated with azathioprine and 6-mercaptopurine: a meta-analysis. *Clin Gastroenterol Hepatol* **13**: 847-858, 2015
19) Coelho J, Beaugerie L, Colombel JF et al: Pregnancy outcome in patients with inflammatory bowel disease treated with thiopurines: cohort from the CESAME Study. *Gut* **60**: 198-203, 2011

岡林　慎二（おかばやし・しんじ）

北里大学北里研究所病院炎症性腸疾患先進治療センター
IBD 臨床修練医
Profile
2010 年　関西医科大学卒業
2011 年　成田赤十字病院初期研修
2013 年　洛和会音羽病院消化器内科
2014 年　福岡徳洲会病院消化器内科
2016 年より現職

特集　IBD治療薬の最適化とは？

IBD治療における
ステロイドの最適化

西田淳史* 　安藤　朗*

抗TNFα抗体など生物学的製剤やタクロリムスなど新たな免疫抑制薬の登場以来，炎症性腸疾患（IBD）の治療は大きく進歩し，ステロイド抵抗例や依存例などの難治例に対しても対応可能となってきた．ただし潰瘍性大腸炎は約70%が非難治例であるため，5-アミノサリチル酸製剤とステロイドの投与を適切におこなえるか否かが重要である．ステロイド治療を最適化するために，まず重篤な感染症をはじめとする副作用について十分理解し，つぎに効果を最大限に引き出すため重症度や罹患範囲に応じた用法用量を厳守する必要がある．さらに効果判定の時期や方法についても熟知することが，より安全なステロイド使用につながる．

はじめに

　潰瘍性大腸炎（ulcerative colitis：UC）とクローン病（Crohn's disease：CD）に代表される炎症性腸疾患（inflammaty bowel disease：IBD）の患者数は，欧米諸国においては年々増加してきており，米国では100万人，欧州諸国では250万人が罹患していると推計されている．近年，アジア，南アメリカ，中東諸国においてもIBD患者が急増しているが，とくにわが国ではUCの罹患者数増加が著しく，UCとCDを合わせて30万人の時代に突入している．

　IBDの治療は，抗TNFα抗体や抗IL-12/23p40抗体の生物学的製剤をはじめとする強力な治療薬が近年登場してきており，ステロイド抵抗例や依存例に対する治療も進歩している．ただしUCは約70%が非難治例であり，5-アミノサリチル酸製剤（5-ASA）治療を適切におこなうことが重要である．またステロイドは，難治例と非難治例を分けるkey drugであるが，不適切な使用により医原性の難治例に陥る可能性もあるため，その使用は効果と安全性を常に留意して決定する必要がある．

1. ステロイドの副作用

　ステロイドは細胞内で糖質コルチコイド受容体と結合して，核内に移行して炎症を抑制すると考えられてい

Key Words
- 炎症性腸疾患（IBD）
- ステロイド
- 副作用
- 最適化
- 効果判定

---

*Nishida Atsushi, Andoh Akira/滋賀医科大学消化器内科

る．この受容体はすべての体細胞に存在するため，全身の臓器に抗炎症作用とともに副作用をきたすことが知られている．投与初期に生じる比較的軽度な副作用として，ニキビ・満月様顔貌・体重増加・不眠・浮腫などがある．一方，長期投与で認められる副作用として，易感染性・糖尿病・骨粗鬆症・精神神経障害・脂質異常症・白内障・緑内障などがある．長期投与で生じる副作用は不可逆性や重篤なものが多いため，極力生じないように注意する必要がある．また，投与期間だけでなく，総投与量についても注意すべきである．UC患者を対象とした検討では，プレドニゾロン（PSL）換算で総投与量10,000 mgを超えると有意には副作用発現率が高くなると報告されている[1]．このため，ステロイド依存例や，何らかの理由でステロイド全身投与をくり返しおこなっている症例では，総投与量10,000 mgを目安として，骨塩定量や眼科受診などによる副作用評価をおこない，これ以上のステロイド投与が危険と判断された場合は，ステロイド離脱目的を含めた外科手術を考慮する必要がある．

2. ステロイドのその他の注意点

1）B型肝炎ウイルス（HBV）再活性化

B型肝炎治療ガイドラインによると，通常の免疫抑制治療をおこなう際は，おもに非活動性キャリアを含めたHBs抗原陽性例からの再活性化が問題とされている．ただし，HBV-DNAが2.1 Log copies/m*l*未満であった既往感染者に対するステロイド単独投与でもHBV再活性化が報告されており，既往感染者でもつねに注意が必要である．このため，中等症以上のステロイド治療前は，HBs抗原に加え，HBc抗体，HBs抗体を測定し，一つでも陽性であればHBV-DNAを定期的にチェックすることが望ましい．

2）サイトメガロウイルス（CMV）感染
（サイトメガロウイルス再活性化）

CMV感染は，活動期UCで再活性化することが知られており，とくにステロイドや免疫調節薬投与中の患者では注意しなければならない．Yoshinoら[2]の報告では，CMV感染合併UC患者の約65％がステロイド治療中で，とくに免疫調節薬併用例でCMV感染合併例が有意に多かったとしている．内科治療に難渋する症例が急に悪化する場合や，ステロイド治療で一旦改善が認められていたにもかかわらず，再び増悪してきた場合はCMVの再活性化を疑う必要がある．

3）*Pneumocystis jirovecii* pneumonia
（ニューモシスチス肺炎：PCP）

治療指針において，高齢者や免疫力の低下が疑われる患者で，さらに免疫を抑制する治療をおこなった場合の副作用としてPCP発症があげられている．PCPは診断が遅れると致死的になることがあるため，発症リスクのある患者においてはST合剤の予防投与などを考慮することが推奨されている．疫学的検討ではIBD患者は非IBDと比較して，PCPの発症率が有意に高く，また，PCPを発症した症例の53％はステロイド治療あるいは他の免疫抑制薬との併用であったと報告されている[3]．近年，免疫力の低下する高齢者でのIBD発症例が増加しているため，ステロイド治療時はとくにPCP合併に注意が必要である．

3. IBDにおけるステロイド使用

IBDの内科治療は，「難治性炎症性腸管障害に関する調査研究」班が作成する「潰瘍性大腸炎・クローン病診断基準・治療指針」に則って進めるのが基本である．

そのなかで，ステロイド治療は「寛解導入療法として用いられる薬剤であり，維持療法としては用いない」という原則を念頭に置くことが重要である．

1）ステロイド使用前に確認すべきこと
重症度と罹患範囲の把握

ステロイド使用前に当たっては，当然のことであるが，まずステロイド治療の適応があるかどうかを判断しなければならない．IBDに対するステロイド治療の適応は，「潰瘍性大腸炎・クローン病診断基準・治療指針」で定められている．UCは，病変の罹患範囲（直腸炎型と左側大腸炎型・全大腸炎型）と臨床的重症度（軽症，中

等症，重症）によってステロイド使用の有無と投与量が異なる．また，直腸炎型ではステロイド治療の適応は，臨床的重症度とは独立して決められている（**図1**）．CDはCrohn's Disease Activity Index（CDAI）で評価される重症度によってステロイド治療の適応が決められている．

① 重症度は，問診（便回数，血便の程度），バイタルサイン，生化学検査を含めた採血をおこなって決定する．罹患範囲の把握は内視鏡検査が最もスタンダードと考えられるが，患者の全身状態が悪く全大腸内視鏡検査を躊躇する場合は，腹部US，腹部CT，腹部MRIなど非侵襲的検査での代用を考慮すべきである．

② 症状悪化の原因がIBD増悪によるものであるか，腸管感染症の合併か，あるいは薬剤副作用によるのか判断する必要があるときは，便培養を施行すると同時に抗菌薬使用の有無などを必ず聴取する．

③ 紹介患者などではステロイドの治療歴を確認しておくことも必要である．過去のステロイド治療歴によっては，安易なステロイド投与による副作用出現を避けるため，ステロイド以外の治療選択を考慮する場合もある．

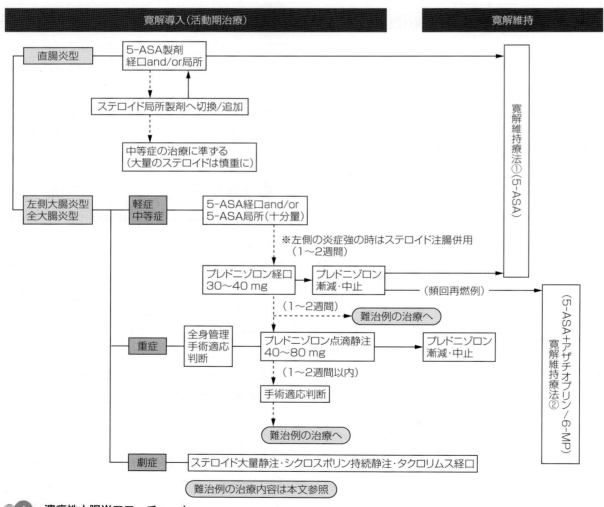

図1　潰瘍性大腸炎フローチャート
〔難治性炎症性腸管障害に関する調査研究（鈴木班）　平成28年度総括・分担研究報告書より引用〕

2) UC に対するステロイド使用（図1）

A. 直腸炎型

まず，寛解導入療法として，5-ASA 製剤（経口，注腸，坐剤）による治療を開始し，治療効果不十分の場合にはじめてステロイド局所製剤（注腸，坐剤）の追加投与，あるいは変更をおこなう．ステロイド局所製剤でも寛解導入がおこなえない場合は，「左側大腸炎型・全大腸炎型」の中等症に準じた治療を考慮することとなるが，副作用の観点から全身投与は極力避けるべきである．また，ステロイド局所療法のみ寛解が得られた場合においても，長期投与では副作用出現の恐れがあるため，漸減中止が望ましい．

B. 左側大腸炎型・全大腸炎型

軽症では，5-ASA 製剤の経口投与と経肛門投与による治療をまずおこなうが，左側大腸の炎症が強い場合にステロイド注腸の併用が有効な場合があるとされている．ステロイド注腸により2週間以内に明らかな改善が得られれば漸減のうえ中止し，寛解維持療法に移行する．一方，ステロイド注腸の2週間投与で効果が得られない場合は，中等症の治療（ステロイド経口投与）へ移行する．

C. 中等症

基本的には軽症に準じた治療をおこなうが，炎症反応や症状が強い場合は，治療開始時から軽症の治療に加えて PSL 1 日 30〜40 mg 投与をおこなってよいとされている．実臨床においては，重症に近い中等症などで当初から PSL を併用する場合が多い．初期投与量による治療が奏効した場合は，PSL 20 mg まで減量し，その後2週間ごとに5 mg 程度ずつ減量する．ステロイド注腸を併用している場合は，PSL 経口投与中止まで継続してもよいが，軽症の場合と同様に，漸減中止が望ましい．一方，PSL 減量を適切におこなっても，増悪または再燃をきたしステロイド離脱が困難な症例を「ステロイド依存例」と定義し，難治例としての治療をおこなう．また，PSL 1 日 30〜40 mg の経口投与をおこなっても，1〜2 週間以内に明らかな効果が得られない場合は原則として入院のうえ，重症同様のステロイド量（1〜1.5 mg/kg）あるいはステロイド抵抗例に準じた治療に移行する．

D. 重症

重症ではまず入院による全身管理をおこなうが，緊急手術の可能性もあるため当初より外科医と連携して治療することが望ましい．薬物療法は PSL 1 日 40〜80 mg（成人においては 1〜1.5 mg/kg を目安とし，最大で1日 80 mg）の点滴静注をおこなう．ステロイド治療で効果が認められた場合は漸減する．具体的には寛解に至るまで 40 mg を継続し，その後は2週間ごとを目安として 30 mg, 20 mg と減量する．15 mg より少量ではさらにゆっくり減量するが，ステロイド依存例の治療に準じた治療をおこなってもよいとされている．一方，上記治療を 1〜2 週間程度おこなっても明らかな改善が得られない症例（ステロイド抵抗例）に対しては，血球成分除去療法，シクロスポリン持続静注療法，タクロリムス経口投与，抗 TNFα 抗体製剤のいずれかの治療をおこなう．ただし，一つの治療法で効果不十分な場合に容易につぎつぎと別の治療を試すことは重篤な感染症などを引き起こす危険性を高めるため慎重に判断すべきであり，むしろ時機を逸しないよう外科治療にふみ切る場合もある．

E. 劇症

劇症の場合は，重症よりさらに急速な全身状態の悪化に伴う生命予後の危険性も高いため，外科医との密接な連携をおこない，緊急手術の適応を含めた病状判断が必要不可欠である．薬物療法としては，絶食輸液管理のうえで，ステロイド大量静注療法（水溶性 PSL 1 日 40〜80 mg）をおこなう．治療効果がある場合は，重症のステロイド治療に準じておこなう．一方，治療の反応性が不良の場合は，シクロスポリン静注療法あるいはタクロリムス経口投与の適応とされるが，いずれもの場合も，改善が期待できない場合は，時機を失することなく手術をおこなう．

3) CD に対するステロイド治療

軽症〜中等症の CD のステロイド治療として，ブデソニド腸溶性顆粒充填カプセル（ゼンタコート®）が 2016 年 11 月から新たに保険適用となった．ブデソニドはステロイドアンテドラッグであり，強力な局所作用を有するが，体内ですみやかに代謝されて不活性化され，副作用

が軽減される薬理学的特徴を有している．投与量は1日9 mg 1回投与で効果を発揮するが，ドラッグデリバリーの観点から病変の主座が回腸と上行結腸の場合に有効であることに留意する．また，開始8週間を目安に継続投与が必要か判断し，中止する際には漸減する．

中等症〜重症のCDに対するステロイド治療としては，経口PSL 1日40 mg程度（重症例では40〜60 mg/日）で治療開始し，症状の改善後（寛解導入後）は，漸減中止する．PSLの減量，離脱が困難な症例では，アザチオプリンを1日50〜100 mg程度併用することが推奨されている．

4. ステロイドの効果判定

現在のIBDの最終的な治療目標は，症状改善だけでなく粘膜治癒である．ただし，ステロイドは炎症を抑えるのみであり，不適切な使用ではかえって組織修復を遅らせることもある．したがって，ステロイドは難治性か否かの基準となる寛解導入にのみ用いる薬剤であること，また長期使用で副作用に注意が必要であることなどから，アザチオプリンなど他の維持効果をもつ薬剤と比較して，投与早期に有効性の判断をする必要がある．

1）効果判定時期

中等症までのCDに対するステロイド投与期間は，ブデソニドで8週間を目安にすることが記載されており，副作用が少ないとはいえそれ以上の長期投与は避ける必要がある．一方，中等症〜重症に対するPSL投与はあくまで症状的な寛解導入目的のため効果判定時期などは明記されていないが，通常2週間程度を目安にその後漸減し，チオプリン製剤や，生物学的製剤などの治療追加される場合が多い．

UCに関しては，治療指針によるとステロイド治療の効果判定時期は投与後1〜2週間となっている．有効性が認められれば漸減中止し，ステロイド抵抗例と判定されれば難治例として治療変更がおこなわれる．ただし重症あるいは劇症の場合で，ステロイド強力静注療法が選択された場合は，手術の時機を逸さないためにも通常1週間以内で効果判定をおこなうべきである．ECCOのガイドラインでは，重症に対するステロイド投与は7〜10日間以上治療を延長しても有益性は認められないと記載されていることから，投与後7〜10日以内が効果判定の目安となっている（ECCO statement 11G）[4)〜6)]．さらに，ステロイド投与後3日程度で抵抗性の有無を判断し，シクロスポリン，タクロリムスあるいは抗TNFα抗体製剤への変更をおこなうか，あるいは手術をおこなうかの判断を遅滞なくおこなわなければならないと記載されている（ECCO statement 11F, 11.2.4.1）[4)5)]．

2）効果判定方法

ステロイド投与1〜2週間後の効果判定において，何を指標として有効性を判断するかは，現在の治療指針やECCOのガイドラインに具体的な記載は認められない．

重症や劇症の場合，頻回の内視鏡は侵襲が大きいため全身状態，炎症反応を含めた血液検査，血便回数などを総合的に判断せざるを得ない．ECCOのガイドラインでは，血便の有無，血便回数，体温と脈拍数が効果予測のよい指標であると記載されている（ECCO statement 2B, 2.2.3）[5)]．高用量ステロイド治療（50〜75 mg/日）を受けたUC患者を対象とした検討では，便中カルプロテクチン，CRPおよびsimple clinical colitis activity index（SCCAI）が有用な指標であることが報告されている[7)]．ステロイド静注3日後にOxford criteria（1日8回以上の便回数，あるいは，1日3〜8回の便回数かつCRP>45 mg/l）を満たす症例は，85％が手術施行となっていることから，予後予測因子として用いるのがよいとの報告もある[8)]．さらに，寛解〜活動性のあるUCの内視鏡所見とCRPは相関しないが，治療前後でのCRPの減少は治療効果判定に有効であるとの報告もある[9)]．便中カルプロテクチンも，非侵襲的に疾患活動性をモニタリングできるバイオマーカーの一つであり，2017年6月よりUCにおいて保険適用となっている．いままでの検討では，内視鏡所見[10)]との相関，再燃リスクの早期診断[11)〜15)]，あるいは治療効果判定[16)]としても有用であることが報告されている．このことからも，ステロイド治療後の便中カルプロテクチンの減少は有効な指標になると考えられる．

以上より，全身状態の改善，血便回数の減少や便中カ

ルプロテクチン減少，CRP 低下が UC のステロイド治療効果判定の項目として考えられる．

CD に関しては，CRP の減少が治療効果を判定しているとする報告や[17)～19)]，無症状の CD の CRP 高値が臨床的再燃の予測因子として有用であるとの報告がある[20)21)]．便中カルプロテクチンに関しては，内視鏡やMRI での評価と相関や，初期治療の治療反応性と相関することが報告されているが，小腸病変の疾患活動性を反映しにくいとの指摘もある．このことから，CD での便中カルプロテクチンは UC ほど信頼できる指標とはなりにくいと考えられる．したがって，現在のところ CD に対するステロイド治療の効果判定としては，症状改善および CRP 低下を指標とするとよい．

おわりに

ステロイド治療は，IBD，とくに UC においては基本治療薬の一つであり，その有効性についても十分なエビデンスを有する．また，その治療効果によって難治例と非難治例を分ける非常に重要な判定薬に位置づけされる．その一方で，その使用方法によっては患者の QOL を損なう重篤な副作用を有することにも留意が必要である．したがって，ステロイド治療をおこなう際はその適応を十分に考慮し，投与量や投与方法，投与期間，またその効果判定を十分に理解したうえで使用することが重要である．

文献

1) 杉田昭，木村英明，小金井一隆ほか：難治性潰瘍性大腸炎 診断と治療の新知見 潰瘍性大腸炎の外科治療．胃と腸 40：1395-1400, 2005
2) Yoshino T, Nakase H, Ueno S et al：Usefulness of quantitative real-time PCR assay for early detection of cytomegalovirus infection in patients with ulcerative colitis refractory to immunosuppressive therapies. Inflamm Bowel Dis 13：1516-1521, 2007
3) Long MD, Farraye FA, Okafor PN et al：Increased risk of Pneumocystis jiroveci pneumonia among patients with inflammatory bowel disease. Inflamm Bowel Dis 19：1018-1124, 2013
4) Harbord M, Eliakim R, Bettenworth D et al：Third European Evidence-based Consensus on Diagnosis and Management of Ulcerative Colitis. Part 2：Current Management. J Crohns Colitis 11：769-784, 2017
5) Magro F, Gionchetti P, Eliakim R et al：Third European Evidence-based Consensus on Diagnosis and Management of Ulcerative Colitis. Part 1：Definitions, Diagnosis, Extra-intestinal Manifestations, Pregnancy, Cancer Surveillance, Surgery, and Ileo-anal Pouch Disorders. J Crohns Colitis 11：649-670, 2017
6) Turner D, Walsh CM, Steinhart AH et al：Response to corticosteroids in severe ulcerative colitis：a systematic review of the literature and a meta-regression. Clin Gastroenterol Hepatol 5：103-110, 2007
7) Theede K, Kiszka-Kanowitz M, Nielsen AM et al：The correlation between fecal calprotectin, simple clinical colitis activity index and biochemical markers in ulcerative colitis during high-dose steroid treatment. Scand J Gastroenterol 49：418-423, 2014
8) Travis SP, Farrant JM, Ricketts C et al：Predicting outcome in severe ulcerative colitis. Gut 38：905-910, 1996
9) Yoon JY, Park SJ, Hong SP et al：Correlations of C-reactive protein levels and erythrocyte sedimentation rates with endoscopic activity indices in patients with ulcerative colitis. Dig Dis Sci 59：829-837, 2014
10) Mosli MH, Zou G, Garg SK et al：C-reactive protein, fecal calprotectin, and stool lactoferrin for detection of endoscopic activity in symptomatic inflammatory bowel Disease Patients：A Systematic Review and Meta-Analysis. Am J Gastroenterol 110：802-819；quiz 20, 2015
11) Molander P, af Bjorkesten CG, Mustonen H et al：Fecal calprotectin concentration predicts outcome in inflammatory bowel disease after induction therapy with TNFα blocking agents. Inflamm Bowel Dis 18：2011-2017, 2012
12) Molander P, Farkkila M, Ristimaki A et al：Does fecal calprotectin predict short-term relapse after stopping TNFα-blocking agents in inflammatory bowel disease patients in deep remission？ J Crohns Colitis 9：33-40, 2015
13) De Vos M, Louis EJ, Jahnsen J et al：Consecutive fecal calprotectin measurements to predict relapse in patients with ulcerative colitis receiving infliximab maintenance therapy. Inflamm Bowel Dis 19：2111-2117, 2013

14) Gisbert JP, Bermejo F, Perez-Calle JL *et al*：Fecal calprotectin and lactoferrin for the prediction of inflammatory bowel disease relapse. *Inflamm Bowel Dis* **15**：1190-1198, 2009
15) Yamamoto T, Shiraki M, Bamba T *et al*：Fecal calprotectin and lactoferrin as predictors of relapse in patients with quiescent ulcerative colitis during maintenance therapy. *Int J Colorectal Dis* **29**：485-491, 2014
16) Osterman MT, Aberra FN, Cross R *et al*：Mesalamine dose escalation reduces fecal calprotectin in patients with quiescent ulcerative colitis. *Clin Gastroenterol Hepatol* **12**：1887-1893, e3, 2014
17) Reinisch W, Colombel JF, Sandborn WJ *et al*：Factors associated with short- and long-term outcomes of therapy for Crohn's disease. *Clin Gastroenterol Hepatol* **13**：539-547, e2, 2015
18) Targan SR, Hanauer SB, van Deventer SJ *et al*：A short-term study of chimeric monoclonal antibody cA2 to tumor necrosis factor α for Crohn's disease. Crohn's Disease cA2 Study Group. *N Engl J Med* **337**：1029-1035, 1997
19) Rutgeerts P, D'Haens G, Targan S *et al*：Efficacy and safety of retreatment with anti-tumor necrosis factor antibody (infliximab) to maintain remission in Crohn's disease. *Gastroenterology* **117**：761-769, 1999
20) Henderson P, Kennedy NA, Van Limbergen JE *et al*：Serum C-reactive protein and CRP genotype in pediatric inflammatory bowel disease：influence on phenotype, natural history, and response to therapy. *Inflamm Bowel Dis* **21**：596-605, 2015
21) Kiss LS, Papp M, Lovasz BD *et al*：High-sensitivity C-reactive protein for identification of disease phenotype, active disease, and clinical relapses in Crohn's disease：a marker for patient classification? *Inflamm Bowel Dis* **18**：1647-1654, 2012

西田　淳史（にしだ・あつし）

滋賀医科大学消化器内科助教
Profile
2001年　滋賀医科大学医学部卒業
　　　　同年　滋賀医科大学消化器内科入局
2009年　滋賀医科大学医学部大学院卒業
2010年　米国マサチューセッツ総合病院博士研究員
2013年より現職

特集：IBD治療薬の最適化とは？

IBD治療における抗TNFα抗体製剤の最適化

那須野正尚* 杉山浩平* 宮川麻希* 田中浩紀* 本谷 聡*

現在，炎症性腸疾患（IBD）においてわが国で使用可能な抗TNFα抗体製剤はインフリキシマブ（IFX），アダリムマブ（ADA），ゴリムマブ（GLM）の3種類である．これらの薬剤の使い分けに明確な基準はないため，薬剤の特徴や投与経路，副作用，患者のアドヒアランスや生活スタイル等を考慮して治療選択する必要がある．また，クローン病（CD）と潰瘍性大腸炎（UC）においては抗TNFα抗体製剤の治療反応性も異なり，作用機序の異なる薬剤との使い分けはさらに複雑化している．薬剤の有効性を十分に引き出すために免疫調節薬併用や倍量投与・投与期間短縮等の治療強化が重要な役割を果たしており，臨床症状や各種バイオマーカー，抗TNFα抗体の血中トラフ濃度や抗薬物抗体の有無を指標とした治療ストラテジーが提唱されている．

はじめに

炎症性腸疾患（inflammatory bowel disease：IBD）の病態には過剰に産生された炎症性サイトカイン，とくにtumor necrosis factor（TNF）αが重要な役割を担っている．そのため抗TNFα抗体製剤の登場はIBDの治療における大きな変革をもたらし，臨床的寛解のみならず粘膜治癒といったより高い治療目標が可能となりつつある．わが国でIBDの治療薬として抗TNFα抗体製剤が使用可能となったのは2002年1月にクローン病（Crohn's disease：CD）に対するインフリキシマブ（IFX）の保険承認が最初であるが，当初はepisodic投与のみの承認であった．2007年11月にようやくIFXの維持治療が可能となり，2010年6月には潰瘍性大腸炎（ulcerative colitis：UC）にも保険承認されている．その後，キメラ型抗体であるIFXにつづきファージディスプレイ法により作成された完全ヒト型抗TNFα抗体製剤であるアダリムマブ（ADA）が2010年10月にCD，2013年6月にUCで保険承認され，さらに2017年にはトランスジェニック法にて作成された完全ヒト型抗TNFα抗体製剤

Key Words
- 炎症性腸疾患（IBD）
- 抗TNFα抗体製剤
- 最適化
- トラフ濃度
- 抗薬物抗体

*NASUNO Masanao, SUGIYAMA Kouhei, MIYAKAWA Maki, TANAKA Hiroki, MOTOYA Satoshi／札幌厚生病院IBDセンター

	インフリキシマブ （infliximab：IFX） 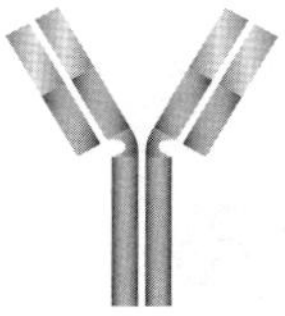 キメラ型	アダリムマブ （adalimumab：ADA） 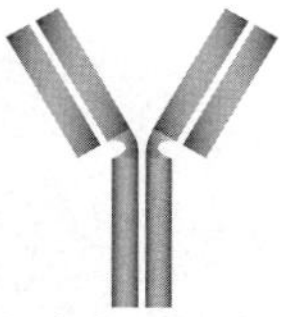 完全ヒト型	ゴリムマブ （golimumab：GLM） 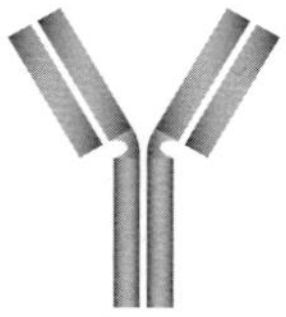 完全ヒト型
適応疾患	CD/UC	CD/UC	UC
投与方法	点滴静注	皮下注射 （在宅自己注射：可）	皮下注射 （在宅自己注射：不可）
寛解導入	5 mg/kgを0, 2, 6週投与	160, 80 mgを0, 2週投与	200, 100 mgを0, 2週投与
寛解維持	5 mg/kgを8週ごと投与	40 mgを2週ごと投与	100 mgを4週ごと投与
効果減弱時 （CDのみ）	10 mg/kgを8週ごと投与, 5 mg/kgを4週ごと投与	80 mgを2週ごと投与	（適応なし）

図1 IBDにおいてわが国で使用可能な抗TNFα抗体製剤の種類と適応

であるゴリムマブ（GLM）がUCにおいて保険承認された．現在，わが国で使用可能な抗TNFα抗体製剤を図1に示す．CDではこれに加えてIL-12/23 p40抗体であるウステキヌマブが使用可能であり，治療の選択はより複雑化している．そのためにも，それぞれの製剤の特徴を理解し，治療効果を最大限に引き出すための工夫が必要になってくる．

本稿ではIBDにおける抗TNFα抗体製剤の治療成績をもとに，抗TNFα抗体製剤の最適化について述べる．

1. 抗TNFα抗体製剤に対する一次無効

抗TNFα抗体製剤の投与初期より十分な効果が得られないことを一次無効，またそれまで効果のあった抗TNFα抗体製剤の治療効果が減弱することを二次無効とよぶことが一般的であるが，その評価方法は報告によりさまざまであり，抗TNFα抗体製剤の一次無効の頻度はIBD全体で概ね10～40％程度とされている[1]．さらに実臨床におけるコホート研究[1]によると一次無効の頻度はCDでは10～20％，UCでは30～40％とされており，TNFαの制御が治療の中心的な役割を担うCDと比較し，UCでは病態の相違により抗TNFα抗体製剤の治療効果もやや異なると推察される．CDの一次無効に関連する背景因子として，2年以上の罹病期間，広範な小腸病変，狭窄型，重症度，喫煙，開始時CRP値正常や

Fas-L, Caspase 9などの遺伝子多型との関連も報告されており[1,2]，UCに関しては抗好中球細胞質抗体陽性，抗Saccharomyces cerevisiae抗体陰性，抗TNFα抗体製剤の前治療歴などが報告されている[1]．CDの一次無効において臨床上重要な点は，手術を必要とするような腸管合併症の存在を確認することであり，内瘻や狭窄，腹腔内膿瘍の合併があれば手術を優先して，術後に改めて抗TNFα抗体製剤の再導入を試みるべきである．一方，UCにおいては近年，抗TNFα抗体製剤による治療初期の血中濃度が治療効果予測に有用であったとの報告がされており，Kobayashiら[3]はIFX投与2週時の血中濃度と14週時の臨床的寛解，さらに30週時の内視鏡的粘膜治癒との有意な相関を示している．近年，急性重症UCにおけるIFXの投与初期の投与期間短縮をおこなったaccelerated inductionレジメンの報告[4]も認めるが，安全性に関しては不明であり，現時点でUCにおける抗TNFα抗体製剤の倍量や投与期間短縮は保険適用外であることは留意すべき点である．UCにおける抗TNFα抗体製剤の一次無効においては，カルシニューリン阻害薬や血球成分除去療法などの他の作用機序を試みるべきであり，5-アミノサリチル酸（5-ASA）製剤の増量の余地があれば最大用量にまで投与するべきであろう．

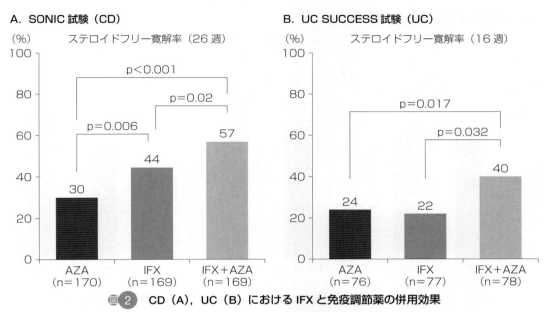

図2 CD（A），UC（B）におけるIFXと免疫調節薬の併用効果
IFX：インフリキシマブ，AZA：アダリムマブ
（Colombel JF et al, 2010[14]，Panaccione R et al, 2014[18]より引用）

2. 抗TNFα抗体製剤に対する二次無効

二次無効においては，抗TNFα抗体製剤の倍量投与や投与間隔の短縮を必要とした場合を二次無効と定義している報告が多い．CDにおけるIFXの無作為化比較試験であるACCENT I試験[5]においては，IFX増量を二次無効の定義として54週で30.2%が倍量投与を必要としていた．また，Schnitzlerら[6]は614例のCDにおけるコホート研究において5年でおよそ半数の症例がIFXの倍量または投与期間短縮がおこなわれていたと報告しており，さらにGisbertら[7]は16の臨床研究を解析し，CDにおけるIFXの二次無効率は平均37%であり，1年あたり13%と算出している．

ADAに関する報告も同様であり，Billioudら[8]の39の臨床研究のメタ解析によると37%にADAの増量がなされており，1年あたりの二次無効率は24.8%と報告されている．

抗TNFα抗体製剤の二次無効の成因として血中トラフ濃度の低下による効果減弱の可能性が推察されている．Maserら[9]は，IFXにより維持治療されたCDにおいて血中IFXトラフ濃度が検出不能であった群よりも検出可能であった群における臨床的寛解率がより高率であったことを報告している．さらにHibiら[10]は，IFXの血中トラフ濃度が1μg/ml以上のCD症例でclinical responseが高く，効果減弱をきたしたCDに対する5 mg/kg・4週間隔投与による血中トラフ濃度の上昇により臨床効果の改善が得られたと報告している．このように抗TNFα抗体製剤の二次無効には薬物動態が深くかかわっていることが推察されており，抗TNFα抗体製剤の薬物動態に影響する因子として性別，body mass index（BMI），アルブミン値，TNFα濃度や製剤の投与経路，抗薬物抗体の存在などが指摘されている[11)12]．

3. 二次無効への予防策

Chaparroら[13]は，IFXによる寛解導入療法が有効であったCD 309例における有効性持続率と背景因子を比較検討し，喫煙がリスクを増大し，免疫調節薬併用がリスクを低下させることを報告した．同様にSONIC試験[14]でも，26週時のステロイドフリー寛解率がIFX単独で44.4%，アザチオプリン（AZA）併用群で56.8%であり，IFXにおける免疫調節薬併用の有用性が示されている（図2A）．一方，完全ヒト型抗体であるADAにも免

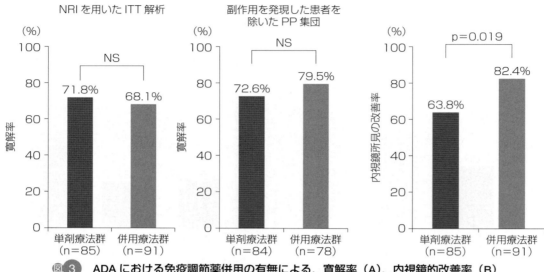

図3 ADAにおける免疫調節薬併用の有無による，寛解率（A），内視鏡的改善率（B）
寛解：CDAI 150未満
内視鏡的改善率：ΔSES-CD≧8 または SES-CD≦4

(Matsumoto T et al, 2016[15]より引用)

疫調節薬の併用が必要かという疑問に対しては，最近わが国からの二つの大規模試験の結果が報告された．多施設前向き比較試験であるDIAMOND試験[15]では26週時の臨床的寛解率においてADA単独群と免疫調節薬併用群では同等であることが示され（図3A），また1,189人のCDを対象とした多施設後ろ向きコホート研究であるADJUST試験[16]においても，ADA継続率において免疫調節薬併用の有無で有意差を認めなかったことを報告している．これらの結果をふまえてCDにおいてADAを単独治療で開始することは妥当と考えられるが，DIAMOND試験における副次評価項目である26週時の内視鏡的改善率が免疫調節薬併用群において有意に良好であり（図3B），さらにDIAMOND試験の事後解析[17]において52週時の臨床的寛解群は非寛解群と比較して26週時のADAトラフ濃度が高く，抗ADA抗体の陽性率が低率であったことが示され，免疫調節薬併用群における6-TGN濃度と抗ADA抗体出現率との関連性も示唆されるなど，ADAにおける免疫調節薬併用の有用性の報告も散見される．これらのことから，CDにおけるADA治療においては免疫調節薬の副作用も考慮し（詳細は他稿に譲る），早期の二次無効が予測される症例に免疫調節薬を併用する，あるいは効果減弱時に追加して併用するといった治療戦略も検討するべきであろう．

一方，UCにおいてはIFXと免疫調節薬の併用により16週時のステロイドフリー寛解率が有意に高いことを示したUC SUCCESS試験[18]の結果により，UCにおいてもIFXと免疫調節薬併用の有用性が示されている（図2B）．ADA，GMLに関しては免疫調節薬の併用の有無による臨床効果を直接比較した前向き試験はなく，近年報告されたULTRA1，ULTRA2のサブ解析[19]においてはADAにおける免疫調節薬併用の有無により8週，52週時の寛解率に差はみられなかったと報告している．

4. 薬物動態モニタリング（TDM）を用いた治療戦略

IBDの活動性モニタリングにおいては臨床症状のみではなく，粘膜治癒をはじめとする画像評価やCRP，便中カルプロテクチン等のバイオマーカーの重要性が示されているが，これらを指標とした治療強化が予後に与える影響はこれまで明らかではなかった．最近，Colombelら[20]は中等症～重症CD患者におけるADA治療において，臨床症状のみで治療強化を判断するclinical manage-

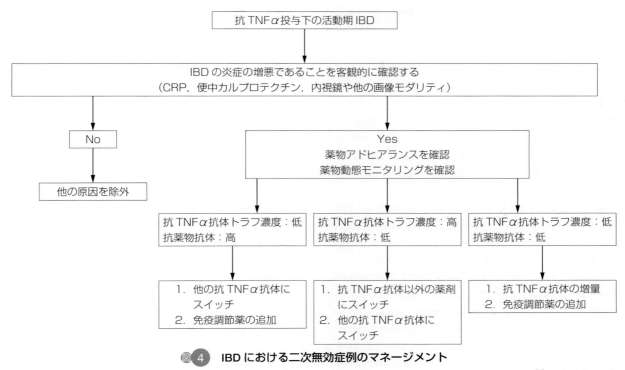

図4 IBDにおける二次無効症例のマネージメント

(Roda G et al 2016[22] より改変引用)

ment群と比較し，臨床症状に加え便中カルプロテクチンやCRPなどのバイオマーカーを指標に治療強化をおこなうtight control群では48週時の粘膜治癒率が有意に高く，積極的な治療の最適化が予後に影響したことを報告している．また，近年では抗TNFα抗体の血中濃度が有効性と相関することが示され[21]，血中濃度と抗薬物抗体の有無を測定することで二次無効に対する治療アルゴリズムを提唱する報告が多数みられる（**図4**）[22)23)]．抗薬物抗体が高値の場合は抗TNFα抗体の中和により効果が得られにくいことが予想されるため，別の抗TNFα抗体製剤への変更が望ましく，免疫調節薬の併用がされていない場合は追加も検討する必要がある．また抗薬物抗体が低値で抗TNFα抗体のトラフ濃度が高値の場合は，病態の悪化にTNFαが関与していない可能性が高く，抗TNFα抗体製剤以外の治療選択肢を考慮する必要がある．抗薬物抗体低値でトラフ濃度が低値の場合は抗TNFα抗体製剤の増量（倍量投与あるいは投与期間短縮）が第一選択であり，状況により免疫調節薬の追加を検討するべきである．このように欧米では抗TNFα抗体製剤のトラフ濃度や抗TNFα抗体製剤に対する抗体測定が可能であるため，これらを用いた治療アルゴリズムが浸透してきているが，わが国ではいずれも保険適用外である．そのため，現時点では臨床症状や血清マーカー，画像モダリティを参考に病態を推測し，抗TNFα抗体製剤の最適化をはかる必要がある．ただし，治療強化をすべき基準においては現在一定の基準はなく，副作用やアドヒアランスも考慮して患者の状況に応じて個々に判断されるべきであろう．

おわりに

わが国で使用可能な抗TNFα抗体製剤が増加し，倍量投与や投与期間短縮などの治療オプションも追加されたが，それぞれの薬剤の使い分けや治療強化を判断すべき基準等は明確なものはないのが現状である．欧米で一般的に用いられている抗TNFα抗体製剤の血中濃度や抗体測定がわが国では実臨床に用いることが困難である点も解決すべき課題の一つである．現時点ではそれぞれの薬剤の特徴をよく理解し，副作用のリスクや患者の病

態，生活スタイル，費用面等を考慮して治療方針を選択する必要がある．

文　献

1) Papamichael K, Gils A, Rutgeerts P et al : Role for therapeutic drug monitoring during induction therapy with TNF antagonists in IBD : evolution in the definition and management of primary nonresponse. *Inflamm Bowel Dis* **21** : 182-197, 2015
2) Ding NS, Hart A, De Cruz P : Systematic review : predicting and optimizing response to anti-TNF therapy in Crohn's disease—algorithm for practical management. *Aliment Pharmacol Ther* **43** : 30-51, 2016
3) Kobayashi T, Suzuki Y, Motoya S et al : First trough level of infliximab at week 2 predicts future outcomes of induction therapy in ulcerative colitis—results from a multicenter prospective randomized controlled trial and its post hoc analysis. *J Gastroenterol* **51** : 241-251, 2016
4) Gibson DJ, Heetun ZS, Redmond CE et al : An accelerated infliximab induction regimen reduces the need for early colectomy in patients with acute severe ulcerative colitis. *Clin Gastroenterol Hepatol* **13** : 330-335, 2015
5) Hanauer SB, Feagan BG, Lichtenstein GR et al : Maintenance infliximab for Crohn's disease : the ACCENT I randomized trial. *Lancet* **359** : 1541-1549, 2002
6) Schnitzler F, Fidder H, Ferrante M et al : Long-term outcome of treatment with infliximab in 614 patients with Crohn's disease : results from a single-centre cohort. *Gut* **58** : 492-500, 2009
7) Gisbert JP, Panes J : Loss of response and requirement of infliximab dose intensification in Crohn's disease : A review. *Am J Gastroenterol* **104** : 760-767, 2009
8) Billioud V, Sandborn WJ, Peyrin-Biroulet L : Loss of response and need for adalimumab dose intensification in Crohn's disease : a systematic review. *Am J Gastroenterol* **106** : 674-684, 2011
9) Maser EA, Villela R, Silverberg MS et al : Association of trough serum infliximab to clinical outcome after scheduled maintenance treatment for Crohn's disease. *Clin Gastroenterol Hepatol* **4** : 1248-1254, 2006
10) Hibi T, Sakuraba A, Watanabe M et al : Retrieval of serum infliximab level by shortening the maintenance infusion interval is correlated with clinical efficacy in Crohn's disease. *Inflamm Bowel Dis* **18** : 1480-1487, 2012
11) Ordás L, Mould DR, Feagan BG et al : Anti TNF monoclonal antibodies in inflammatory bowel disease. pharmacokinetics-based dosing paradigms. *Clin Pharmacol Ther* **91** : 635-646, 2012
12) Steenholdt C, Bendtzen K, Brynskov J et al : Optimizing treatment with TNF inhibitors in inflammatory bowel disease by monitoring drug levels and antidrug antibodies. *Inflamm Bowel Dis* **22** : 1999-2015, 2016
13) Chaparro M, Panes J, García V et al : Long-term durability of infliximab treatment in Crohn's disease and efficacy of does "escalation" in patients losing response. *J Clin Gastroenterol* **45** : 113-118, 2011
14) Colombel JF, Sandborn WJ, Reinisch W et al : Infliximab azathioprine or combination therapy for Crohn's disease. *N Engl J Med* **362** : 1383-1395, 2010
15) Matsumoto T, Motoya S, Watanabe K et al : Adalimumab monotherapy and a combination with azathioprine for Crohn's disease : a prospective randomized trial. *J Crohns Colitis* **10** : 1259-1266, 2016
16) Tanaka H, Kamata N, Yamada A et al : Long-term retention of adalimumab treatment and associated prognostic factors for 1189 patients with Crohn's disease. *J Gastroenterol Hepatol*, 2017 [epub ahead of print].
17) Nakase H, Motoya S, Matsumoto T et al : Significance of measurement of serum trough level and anti-drug antibody of adalimumab as personalized pharmacokinetics in patients with Crohn's disease : a subanalysis of the DIAMOND trial. *Aliment Pharmacol Ther* **46** : 873-882, 2017
18) Panaccione R, Ghosh S, Middleton S et al : Combination therapy with infliximab and azathioprine is superior to monotherapy with either agent in ulcerative colitis. *Gastroenterology* **146** : 392-400, 2014
19) Colombel JF, Jharap B, Sandborn WJ et al : Effects of concomitant immunomodulators on the pharmacokinetics, efficacy and safety of adalimumab in patients with Crohn's disease or ulcerative colitis who had failed conventional therapy. *Aliment Pharmacol Ther* **45** : 50-62, 2017
20) Colombel JF, Panaccione P, Bossuyt P et al : Effect of tight control management on Crohn's disease (CALM) : a multicenter, randomized, controlled phase 3 trial. *Lancet* **390** : 2779-2789, 2017
21) Yanai H, Lichtenstein L, Assa A et al : Levels of drug and antidrug antibodies are associated with outcome of

interventions after loss of response to infliximab or adalimumab. *Clin Gastroenterol Hepatol* **13**：522-530, e2, 2015
22) Roda G, Jharap B, Neeraj B *et al*：Loss of response to anti-TNFs：definition, epidemiology, and management. *Clin Transl Gastroenterol* **7**：e135, 2016
23) Mitrev N, Vande Casteele N, Seow CH *et al*：Review article：consensus statements on therapeutic drug monitoring of anti-tumour necrosis factor therapy in inflammatory bowel diseases. *Aliment Pharmacol Ther* **46**：1037-1053, 2017

那須野　正尚（なすの・まさなお）

札幌厚生病院 IBD センター医長
Profile
2003 年　札幌医科大学卒業
同年　　札幌医科大学第一内科（現 消化器内科学講座）入局
2012 年　札幌医科大学大学院医学研究科修了
2013 年より現職

特集　IBD治療薬の最適化とは？

IBD治療におけるカルシニューリン阻害薬の最適化

藤井俊光*

> 炎症性腸疾患（IBD），とくに潰瘍性大腸炎においてカルシニューリン阻害薬は重要な位置を占めている．シクロスポリンとタクロリムスは難治性潰瘍性大腸炎の寛解導入においてすぐれた効果が証明されているが，いずれの薬剤も血中濃度の調整が治療の鍵となる．とくにタクロリムスにおいては，治療最適化のため高トラフ濃度への到達にさまざまな工夫がなされている．維持投与による長期寛解維持に関するエビデンスは不足しており，また腎障害のリスクを勘案しなければならない．また，予測因子については短期有効性に関しては明らかなものはわかっていないが，長期に関しては1～3ヵ月での臨床的寛解や内視鏡的粘膜治癒が重要であるとの報告がある．

はじめに

　炎症性腸疾患（inflammatory bowel disease：IBD）治療においてカルシニューリン阻害薬は，シクロスポリン，タクロリムスが難治性および重症潰瘍性大腸炎に対して使用される．多数の分子標的薬が開発されるなかで，現在使用できる難治性潰瘍性大腸炎に対する薬剤として，抗TNFα抗体製剤と並び重要な位置を占めている．潰瘍性大腸炎においてはいずれのカルシニューリン阻害薬も血中濃度が治療域にあることが非常に重要であり，カルシニューリン阻害薬の最適化とはつまり，いかに血中濃度を治療域に到達させ，なおかつ高濃度でリスクとなる腎障害の合併を回避するかが重要である．

Key Words
- 炎症性腸疾患（IBD）
- 潰瘍性大腸炎
- シクロスポリン
- タクロリムス
- カルシニューリン阻害薬

1. シクロスポリン

　シクロスポリンは土壌中の真菌より抽出された強力な免疫抑制薬で，当初は移植免疫の分野で開発された．細胞内に移行しシクロスポリンAと結合複合体を形成しカルシニューリンに結合することで転写因子であるnuclear factor of activated T cells（NFAT）の核内移行を阻害し，IL-2，TNFα，IFNγ等のサイトカインの産生を抑制する．その結果T細胞の分化増殖抑制等により

---

*FUJII Toshimitsu／東京医科歯科大学消化器内科，潰瘍性大腸炎・クローン病先端治療センター

免疫抑制効果を発揮する．

潰瘍性大腸炎においてはステロイド抵抗性の中等症から重症例における寛解導入がよい適応と考えられ，1984年の報告[1]以降使用されているが，わが国ではいまだ潰瘍性大腸炎において保険適用はない．ステロイド抵抗性重症潰瘍性大腸炎に対するシクロスポリン4 mg/kg/dayの持続静注の有効性が示され[2]，プラセボ対照無作為化比較試験がおこなわれた．7日後の改善率はシクロスポリン4 mg/kg/day持続静注で82%，プラセボで0%であった[3]．一般的には2～4 mg/kg/dayの持続静注で導入し，有効血中濃度とされる250～600 ng/mlにすみやかに到達するよう連日モニタリングと濃度調整をおこなう必要がある．経験的には0.5～1日で到達することが多く，濃度調整もすみやかに反応する．数日～1週間程度で臨床的改善を認めるとされ，有効例では通常2週間での投与を終了する．寛解維持については，寛解導入後に経口シクロスポリンの維持投与をおこなっているが，44%で6ヵ月以内に大腸切除を要しておりシクロスポリン単独での長期の寛解維持は困難と考えられている．経口へ移行する場合は血中濃度100～200 ng/mlを目標に調整するが，基本的にはアザチオプリンでの維持療法が必要である．

2. タクロリムス

タクロリムスは放線菌 *Streptomyces tsukubaensis* の代謝産物として抽出されたマクロライド骨格を有する免疫抑制薬で，構造的にはシクロスポリンとはまったく異なる．その免疫抑制効果はシクロスポリンに比し *in vitro* では100倍，*in vivo* でも10倍とされ[4]，移植免疫の領域ではシクロスポリンよりすぐれるとされている．タクロリムスは細胞内に移行しFKBP12（FK506 biding protein12）と結合し複合体を形成しカルシニューリンに結合する．その結果シクロスポリンと同様に免疫抑制効果を発揮する．

2002年に治療抵抗性潰瘍性大腸炎に対して有効性が報告され[5]，わが国でステロイド依存・抵抗性潰瘍性大腸炎を対象に経口タクロリムスの無作為化比較試験がおこなわれた．寛解導入において高トラフ（10～15 ng/

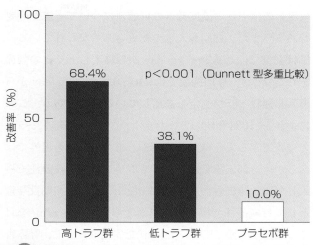

図1 潰瘍性大腸炎における経口タクロリムスの無作為化比較試験

経口タクロリムスは高トラフ群で有意に高い改善率を示した．
（Ogata H *et al*, 2006[6] より引用）

ml），低トラフ（5～10 ng/ml），プラセボの3群において，2週後の改善率は，62%，36%，10%と高トラフでの有効性が示された（**図1**）[6]．さらに10週間の実薬投与試験が追加されている．この結果を受けて経口投与にて0.05 mg/kg/dayを初期投与量とし導入10～15 ng/mlの高トラフを目標に調節し，導入2週後以降は5～10 ng/mlの低トラフにて3ヵ月を目安に継続することで保険適用となった．なお，関節リウマチやループス腎炎，重症筋無力症では3 mg/dayの比較的少量の一定用量での投与で，トラフの測定は腎障害のリスクとなる高い血中濃度の持続を回避するためのモニタリングとしておこなわれるが，潰瘍性大腸炎においては2～3 mg/dayの少量投与は寛解導入に有効性を認めなかったと報告されている[7]．

3. トラフ濃度調整の最適化

潰瘍性大腸炎においては高トラフでの投与が重要であることが示されており，この有効血中濃度への到達の迅速化の工夫がいくつかなされている．国内第Ⅲ相試験の際の薬物動態解析によると，絶食下投与に比し食後投与では吸収率が62%に低下するため，必要によって絶食ないし食前での投与を選択し，食事再開ないし食後投与へ

変更の際はトラフ濃度低下の可能性について考慮が必要である．また，初回導入量の変更もおこなわれている．添付文書では 0.05 mg/kg/day から導入しトラフの調節をおこなうが，専門施設では 0.10〜0.15 mg/kg/day から導入し連日トラフ測定し調節している施設もある．これにより 7〜10 日を要していた高トラフへの到達に 3〜5 日で達成できるようになっている．また，保険適用外ではあるが，一部施設ではシクロスポリン同様持続静注で導入している報告もある．0.025 mg/kg/day を初期投与量として持続静注で導入し血中濃度を 10〜17 ng/ml を目標に調節するが，15〜17 ng/ml を安定濃度とし，腎障害のリスクとされる 20 ng/ml を超えないように投与量の調節をおこなう．これにより平均 1 日で上記濃度への到達が可能で，早い効果発現が期待できると報告されている[8]．経験的には，投与量変更後の血中濃度への反応性がシクロスポリンと比較しやや遅いため，増量の際は濃度が上昇しすぎないように抑制的な投与量変更が重要である．このように迅速な濃度上昇のために頻繁にトラフ濃度を測定することが必要となるため，その観点から外来での導入が煩雑であった．入院を要さない活動性の難治例において外来導入の検討がおこなわれている．0.1 mg/kg/day での経口投与にて導入し 2〜4 日後，1 週後，2 週後の来院で投与量調整をおこなうことで，1 週で 60％，2 週で 95％が高トラフに到達している[9]．遺伝子多型についてはタクロリムスの代謝酵素である CYP3A5 の多型が薬物動態および短期有効性に関連していたとの報告もある[10]．

4. タクロリムス治療におけるバイオマーカー，予後予測因子

有効性予測に関する治療前のバイオマーカーの検討は明らかなものは指摘されていない．短期の効果判定においては一般に，有効血中濃度へ到達後数日での反応性で判定されており，不応の場合に 1 週間を超えての投与は個々の症例の重症度や全身状態を勘案して注意深い検討が必要である．効果予測因子ではないが，タクロリムス治療前および 3 ヵ月後において，胃型粘液形質マーカーである MUC5AC の大腸粘膜での異所性発現の陰性化，

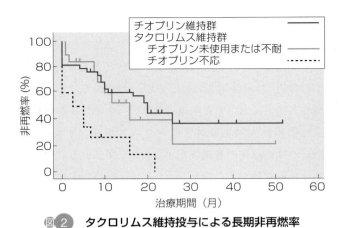

図2 タクロリムス維持投与による長期非再燃率
チオプリン未使用または不耐例に比し，チオプリン不応例では再燃率が有意に高い．
(Yamamoto S et al, 2011[12] より引用)

発現減弱が内視鏡スコアの寛解，改善と相関することが示唆されている[11]．中長期の予測因子については，タクロリムス維持投与での検討がなされている．タクロリムスによる寛解導入治療後にタクロリムスで維持療法（トラフ濃度 5〜10 ng/ml）をおこなった患者と，ステロイドあるいは血球成分除去療法で寛解導入後チオプリンで維持療法をおこなった患者の寛解維持率を後ろ向きに検討した解析のなかで，タクロリムス維持療法においてチオプリン未使用または不耐例はチオプリン不応例に比し有意に非再燃率が高かったと報告されている．つまり，タクロリムスでの維持療法において，チオプリン不応歴は再燃のリスクとなることが示されており（図2）[12]，他剤あるいは併用での維持療法が必要であることが示唆される．また長期予後について，タクロリムスを導入した潰瘍性大腸炎 40 例の後ろ向きの検討では，44 ヵ月の観察で非手術率は 56.5％であったが，開始 4 週後の改善例が非改善例に比し有意にその後の非手術率が高かったことが示されている（図3）[13]．同様の検討がわが国でもなされており，タクロリムス投与後 30 日以内の治療反応性がその後の累積非手術率に関連しており，予後規定因子の一つであることが示唆されている[14]．さらに，タクロリムス導入 51 例の後ろ向きの検討で 3 ヵ月後の内視鏡的粘膜治癒がその後の再燃が有意に少なかったことが示されており（図4）[15]，3 ヵ月時点で粘膜治癒が得られてい

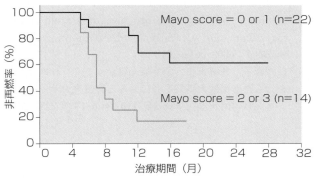

図3 タクロリムス導入例の長期累積非手術率
タクロリムス導入4週での改善例は非改善例に比し有意に長期の累積非手術率が高かった．4週での有効性が長期の手術リスクの予測因子となることが示唆される．
（Baumgart DC et al, 2006[13]より引用）

図4 タクロリムス導入例における内視鏡的粘膜治癒は長期の再燃を抑制する
タクロリムス導入3ヵ月で粘膜治癒に至った症例は内視鏡的に活動性がある症例に比し有意に長期の再燃率が低かった．
（Miyoshi J et al, 2013[15]より引用）

ない場合は慎重な診療が必要と考えられる．なおこの検討でも，短期的有効性に寄与する予測因子は明らかではなかった．

5. 腎障害合併について

カルシニューリン阻害薬に生じる合併症は濃度に依存するものも多く，潰瘍性大腸炎におけるタクロリムスの臨床試験でも高トラフ群でプラセボに比し有意に合併症を認めている（p＝0.043）．また，少量長期投与となる関節リウマチにおける使用成績調査でも合併症発生に血中濃度が関連しており，平均血中濃度10 ng/ml 以上において有意に上昇していた．また，カルシニューリン阻害薬に共通し他剤に比しとくに注意が必要な合併症に腎障害がある．タクロリムスでは潰瘍性大腸炎の臨床試験における短期投与では有意な腎障害は指摘されていないが，前述の関節リウマチにおける使用成績調査では6.8％に腎障害を認め，65歳以上（9.1％），投与前の腎障害例（約15％）で有意に高率に発生している．潰瘍性大腸炎においては，長期投与例も含めた解析で，同様に高齢者および腎障害併存例において有意に腎障害が発生していることが報告されている[16]．短期投与では可逆的な変化とされるが，長期投与では不可逆的な腎障害となることが少なくないため，高齢者や腎障害合併例での導入時は注意が必要である．

おわりに

カルシニューリン阻害薬は潰瘍性大腸炎において有効血中濃度がはっきりしており，いずれの薬剤もいかに有効血中濃度に到達させるかが，薬剤の効果を最大化させるのに重要であり，治療の最適化のためにさまざまな工夫がなされている．寛解維持療法についてはタクロリムスにおいても後ろ向きの研究があるのみで十分な検討がなされているとはいえず，長期投与による維持療法では腎障害のリスクと天秤にかけることになるため，試みる際は症例を選んでよく検討する必要がある．しかし寛解導入においてはすぐれた薬剤であり短期的な手術回避率も高いため，今後多彩な機序の新薬が承認されていくなかでも，その特徴をよく理解し難治性潰瘍性大腸炎の特に寛解導入における選択肢の一つとすべきであろう．

文献

1) Gupta S, Keshavarzian A, Hodgson HJ：Cyclosporin in ulcerative colitis. *Lancet* **324**：1277-1278, 1984
2) Lichtiger S, Present DH：Preliminary report：cyclospo-

rin in treatment of severe active ulcerative colitis. *Lancet* **336**：16-19, 1990
3) Lichtiger S, Present DH, Kornbluth A *et al*：Cyclosporine in severe ulcerative colitis refractory to steroid therapy. *N Engl J Med* **330**：1841-1845, 1994
4) Kino T, Hatanaka H, Hashimoto M *et al*：FK-506, a novel immunosuppressant isolated from a *Streptomyces*. I. Fermentation, isolation, and physico-chemical and biological characteristics. *J Antibiot* **40**：1249-1255, 1987
5) Fellermann K, Tanko Z, Herrlinger KR *et al*：Response of refractory colitis to intravenous or oral tacrolimus (FK506). *Inflamm Bowel Dis* **8**：317-324, 2002
6) Ogata H, Matsui T, Nakamura M *et al*：A randomised dose finding study of oral tacrolimus (FK506) therapy in refractory ulcerative colitis. *Gut* **55**：1255-1262, 2006
7) 猿田雅之, 有廣誠二, 松岡美佳ほか：潰瘍性大腸炎に対する外来 Tacrolimus 少量投与による寛解導入および維持療法の試み. 日本消化器病学会雑誌 **109**（suppl 2）：837, 2012
8) 藤井俊光, 齊藤詠子, 森尾純子ほか：難治性潰瘍性大腸炎に対する Tacrolimus 静注療法の有用性と安全性の検討. 日本消化器病学会雑誌 **109**（suppl 1）：264, 2012
9) 長沼誠, 鈴木康夫, 松岡克善ほか：活動性潰瘍性大腸炎に対する外来タクロリムス投与の安全性および血中濃度推移に関する探索的検討. 日本消化器病学会雑誌 **111**：276-287, 2014
10) Hirai F, Takatsu N, Yano Y *et al*：Impact of CYP3A5 genetic polymorphisms on the pharmacokinetics and short-term remission in patients with ulcerative colitis treated with tacrolimus. *J Gastroenterol Hepatol* **29**：60-66, 2014
11) Mizoshita T, Tanida S, Tsukamoto H *et al*：Colon mucosa exhibits loss of ectopic MUC5AC expression in patients with ulcerative colitis treated with oral tacrolimus. *ISRN Gastroenterol* **2013**：304894, 2013
12) Yamamoto S, Nakase H, Matsuura M *et al*：Tacrolimus therapy as an alternative to thiopurines for maintaining remission in patients with refractory ulcerative colitis. *J Clin Gastroenterol* **45**：526-530, 2011
13) Baumgart DC, Pintoffl JP, Sturm A *et al*：Tacrolimus is safe and effective in patients with severe steroid-refractory or steroid-dependent inflammatory bowel disease--a long-term follow-up. *Am J Gastroenterol* **101**：1048-1056, 2006
14) Yamamoto S, Nakase H, Mikami S *et al*：Long-term effect of tacrolimus therapy in patients with refractory ulcerative colitis. *Aliment Pharmacol Ther* **28**：589-597, 2008
15) Miyoshi J, Matsuoka K, Inoue N *et al*：Mucosal healing with oral tacrolimus is associated with favorable medium- and long-term prognosis in steroid-refractory/dependent ulcerative colitis patients. *J Crohns Colitis* **7**：e609-e614, 2013
16) 前野智子, 長堀正和, 藤井俊光ほか：タクロリムス投与を行った潰瘍性大腸炎患者における腎障害のサーベイランス. 日本消化器病学会雑誌 **110**（suppl 1）：225, 2013

藤井　俊光（ふじい・としみつ）

東京医科歯科大学消化器内科, 潰瘍性大腸炎・クローン病先端治療センター助教
Profile
2009 年　東京医科歯科大学大学院医歯学総合研究科医学博士取得
　　　　東京医科歯科大学消化器内科医員
2013 年より現職

特集　IBD治療薬の最適化とは？

IBD治療における栄養療法の最適化

鎌田紀子* 　西田　裕* 　鋳谷成弘* 　杉田奈央子* 　湯川知洋*
細見周平* 　山上博一* 　渡辺憲治** 　藤原靖弘*

> 栄養療法はクローン病（CD）の基本的治療として位置づけられており，安全性が高いため，寛解導入，維持に広く用いられている．CDの活動期には，病状や受容性により栄養療法・薬物療法あるいは両者の組み合わせをおこなう．栄養療法はさらに中心静脈栄養療法と経腸栄養療法に大別され，後者には，おもに成分栄養剤やその他の消化態栄養剤を用いる．近年，栄養療法による生物学的製剤治療の相乗効果や炎症性サイトカイン産生抑制効果など新たな知見が報告され，栄養療法の知見が海外でも見直されている．治療効果は臨床症状のみならず血液検査，内視鏡検査などで客観的にモニタリングし，病勢を把握して症状悪化に至る前に治療の最適化を検討する．

はじめに

近年，生物学的製剤がクローン病（Crohn's disease：CD）の治療の主流となりつつあるが，わが国では今もなお栄養療法はCDの基本的治療として位置づけられている．薬物療法と栄養療法は，単独あるいはその併用により病勢を改善させQOLの向上が期待される．栄養療法の最適化は，治療モニタリングをおこないながら，いかに病勢を把握し，個々の患者に応じた製剤の選択や投与方法，投与量を調整していくかが重要である．

1. 栄養療法の位置づけ

近年，生物学的製剤の登場によりCD治療は大きく飛躍した．**図1**に示すように，中等症〜重症の患者にはおもに薬物療法が選択されることが多い．これに対して栄養療法は，軽症から重症の活動期のみならず寛解維持期

Key Words
- 成分栄養剤（ED）
- 消化態栄養剤
- 経腸栄養療法
- 中心静脈栄養療法（TPN）
- 治療モニタリング

---

*KAMATA Noriko, NISHIDA Yu, ITANI Shigehiro, SUGITA Naoko, YUKAWA Tomomi, HOSOMI Shuhei, YAMAGAMI Hirokazu, FUJIWARA Yasuhiro／大阪市立大学大学院消化器内科学
**WATANABE Kenji／兵庫医科大学腸管病態解析学

■活動期の治療 （病状や受容性により，栄養療法・薬物療法・あるいは両者の組み合わせをおこなう）			
	軽症	中等症	重症
薬物療法	・5-ASA製剤 ・ブデソニド	・免疫調節薬 ・ステロイド ・生物学的製剤	・ステロイド（経口・静注） ・生物学的製剤
栄養療法	・経腸栄養療法	・経腸栄養療法	・経腸栄養療法 ・経静脈栄養療法
■寛解維持療法			
薬物療法	・5-ASA製剤 ・免疫調節薬 ・生物学的製剤		
栄養療法	・在宅経腸栄養法 ※受容性が低い場合は半消化態栄養剤を用いてもよい ※短腸症候群など，栄養管理困難例では在宅中心静脈栄養法を考慮する		

図1 クローン病内科治療指針

（「難治性炎症性腸管障害に関する調査研究」班（鈴木班），潰瘍性大腸炎・クローン病診断基準・治療指針平成28年度改訂版，2017[1]）より改変引用）

まで，いずれの段階にも安全に用いることができる．わが国におけるCD内科治療指針[1]では，活動期の治療は症状や受容性により，栄養療法・薬物療法・あるいはその両者の組み合わせをおこなうこととされている．

なお，潰瘍性大腸炎（ulcerative colitis：UC）も重症時や栄養低下時にはCDに準じた中心静脈栄養管理をおこなうが，UCに対して経腸栄養療法には寛解導入効果や寛解維持効果は認めない[2]．

本稿では，CDにおける栄養療法について述べる．

2. 栄養療法の種類・投与方法

栄養療法の目的は，栄養状態の改善のほか，CDの腸管炎症を鎮静化させることである．栄養療法の最大の利点は，副作用が少なく安全性が高いことである．一方，治療効果発現が比較的緩徐で，長期の食事制限によりQOLを損ねるという欠点やエビデンスに乏しいという側面から，食事摂取を重視する欧米ではあまり普及しない．ただし小児においては，寛解導入療法および寛解維持療法は栄養療法を中心におこなわれている．

CDの栄養療法に関して，適応と製剤の種類を**図2**に示す．広義の栄養療法は，中心静脈栄養療法と経腸栄養療法に大別される．両者は活動期CDにおける寛解導入効果は同等とされており[3,4]，ともに栄養状態と病勢改善が期待されるが，患者の病状に応じて投与法や製剤を選択すべきである．

1）中心静脈栄養療法（total parenteral nutrition：TPN）

基本的に入院治療を要するような重症例・難治例が適応である．他のおもな適応として，著しい栄養低下や頻回の下痢，高度な肛門病変，広範な小腸病変，狭窄・瘻孔・膿瘍・大量出血，短腸症候群などがある．活動性が高い状況では長期の腸管安静が必要であり，栄養状態や病勢の改善には約1〜2ヵ月の絶食を要する．

高カロリー輸液製剤には，糖電解質・アミノ酸・高カロリー輸液用総合ビタミン剤が含まれており，これ以外にも微量元素製剤や脂肪乳剤の併用も忘れてはならない．

TPNにて腸管安静を得られた後は，病状が安定すれば経腸栄養療法へ移行する．

2）経腸栄養療法

軽症から重症まで幅広く適応し，活動期以外にも寛解導入や寛解維持目的にも用いられる．栄養はおもに小腸から吸収されることから，とくに小腸病変を有する場合

特集
IBD 治療薬の最適化とは？

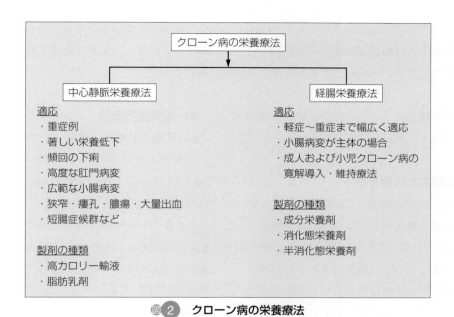

図2 クローン病の栄養療法

に有用である．また，小児 CD の領域では寛解導入・維持に栄養療法が第一選択となる[5]．活動期 CD 患者において，経腸栄養剤の処方によりアルブミン値の上昇と CRP 値の低下が報告されている[6]．

経腸栄養剤の種類として，成分栄養剤（elemental diet：ED）（エレンタール®）と消化態栄養剤（ツインライン®），半消化態栄養剤（ラコール®，エンシュア®，エネーボ®）がある．ED はおもにデキストリンとアミノ酸で構成され，消化態栄養剤はデキストリンとアミノ酸，ペプチドで構成されており，いずれも脂肪の含有はきわめて少ない．ED は低残渣であり消化・吸収の観点からは半消化態栄養剤よりまさっている．しかし特有の味や匂いがあるため，ED のアドヒアランスが悪い場合は，他の経腸栄養剤でも ED と同等の効果がみられるという報告[7]もあり，患者の受容性により適宜変更する．ほかにも，好みのフレーバーを複数添加したり，ゼリーやムースなどで食感を変えてみて飽きないようにする工夫や，ボトルタイプの ED で携帯しやすいように処方の変更もおこなっている．

注意すべき点として，成分栄養剤による完全経腸栄養療法では必須脂肪酸欠乏をきたすことが知られている．このため，半消化態栄養剤の併用や脂肪乳剤の点滴投与（10～20％脂肪乳剤 200～500 ml を週1～2回点滴静注）などで不足を補うよう留意しなければならない．また長期的には微量元素欠乏（とくにセレン，亜鉛，銅など）にも注意が必要である．

3. 治療モニタリング

治療の最適化を考えるうえで，薬物療法に限らず栄養療法においても，その治療効果をモニタリングしながら病勢のコントロールをおこなうことが重要である．一般に治療効果は①臨床症状（排便回数，便の性状，腹痛など），②炎症反応（CRP，血沈など），③栄養状態（総蛋白，アルブミン，Hb，体重），④画像検査（内視鏡検査，消化管造影，CT など）を指標に評価をおこなう．

なお，小腸病変は症状に表れにくく，活動性病変があっても CRP が正常値であることも少なくない．逆に自覚症状がある場合は病状がかなり進んでいることが多い．このため，症状がなくても定期的な客観的モニタリングをおこない，悪化傾向があれば適切に治療強化を検討する．

4. 栄養療法の最適化

栄養療法は薬物療法に比して寛解導入までに時間を要するが，免疫を抑えない安全な治療法であり，患者自身が栄養状態の改善を実感すると自ら栄養療法の継続を希

望することが多い．それゆえ栄養療法の効果を十分に得るためには，まず患者本人に病状と治療法を理解していただき，栄養剤のアドヒアランスを向上させることが重要である．

以下に栄養療法の最適化について，経腸栄養剤の使用状況（単独，併用，導入，維持）に応じて述べる．

1）CDの診断初期または軽症例

診断に必要な検査（内視鏡検査，CT等）を進めていきながら，経腸栄養剤の導入をおこなう．筆者の場合，ED 900 kcal/日の摂取を目標とし，まずは300 kcal/日から徐々に増量を試みる．この際，希釈濃度が濃いと浸透圧性の下痢を誘発するため，倍量に希釈して開始することもある．診断初期のタイミングでエビデンスを交えながら栄養療法の重要性を説明することで，患者がより納得して受け入れることが多い．

2）寛解導入療法

活動性CDに対して，経腸栄養剤を単独または薬物療法との併用で用いる．

A．経腸栄養剤単独の場合

栄養剤単独での寛解導入にはEDが用いられることが多い．完全経腸栄養療法を要する中等症から重症例には，30 kcal/kg/日を目標に，前項のように300 kcal/日から導入して1～2日ごとに徐々に投与量を増量する．投与速度は30～50 ml/時から開始し，徐々に上げていき最終的には100 ml/時とする．この際，経鼻栄養チューブと注入ポンプを使用し持続的に投与するとよい．約4～6週間で自覚症状の軽減，CRPの陰性化が期待される．

B．抗TNFα抗体製剤（Bio）投与前の場合

Ordasら[8]は，Bioのクリアランスは血中アルブミン濃度と相関し，血中アルブミン濃度が高いほどBioのクリアランスが遅く，寛解導入効果も高いことを報告している．このことから，中等症から重症のCD患者にBio投与を検討する場合，Bio投与前のB型肝炎や結核の検査結果が出るまでの1～2週間はまず栄養療法をおこなう．Bio投与前に，患者には栄養療法併用による上乗せ効果があることを説明しておくと，栄養療法継続のモチベーションにつながり有用である．さらにBioの効果減弱や不応に備え，栄養療法を早期に経験しておくことも重要である．

3）寛解維持療法

A．栄養療法単独の場合

寛解導入効果が得られ，寛解状態（Crohn's disease activity index：CDAI 150未満）へと病状が安定してきたら，寛解維持療法へ移行する．Takagiら[2]の報告で，1日必要カロリーの半分以上（1日900～1,200 kcal）をEDで摂取する"Half ED"は，再燃率が有意に低く寛解維持に有用である．最近は海外でも栄養療法の知見が見直されており，Leeら[9]は，CD活動期には完全経腸栄養剤を用い，寛解期には徐々に経腸栄養剤と経口摂取のバランスをシフトしていくという，日本の栄養療法に近い概念を報告している．さらにCDの寛解維持における栄養療法としてシステマティックレビューが報告され，10報中8報がわが国発のEDを主とした関連論文が取り上げられており，12論文中11試験で，栄養療法は寛解維持効果が比較対照にくらべ同等もしくはそれ以上であると述べられている[10]．

B．Bio治療併用の場合

近年はわが国でもCD治療にBioが使用される頻度が増えている．しかしBio維持治療中において，徐々に治療効果が減弱するいわゆる二次無効（loss of response）が臨床上の大きな問題点となっている．これに対して，栄養療法とBioを併用することでBio二次無効回避の可能性について報告されている．EDとインフリキシマブ併用のメタ解析[11]では，これらの併用論文46報より日本発の4論文が採択され，インフリキシマブ使用中の中等症から重症患者において，600 kcal/日以上の栄養療法併用は寛解維持率の増加に影響すると述べられている．Hiraiら[12]は，経腸栄養剤900 kcal/日以上の併用で有意な累積非再燃率を認めたと報告している．自験例のレトロスペクティブな検討では，ED 900 kcal/日以上の併用で，インフリキシマブの効果減弱を回避し，とくにその効果は小腸病変を有するCDでより有効であると報告した（**図3**）[13]．また，アダリムマブとEDの併用効果につ

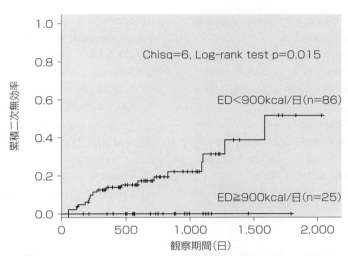

図3 インフリキシマブと成分栄養剤（ED）併用による効果減弱抑制効果

（Kamata N *et al*, 2015[13]より引用）

いての検討では，インフリキシマブ不耐ないし不応例で用量依存性に二次無効発生率が低く，投与28週，52週時の血清TNFα値はED 900 kcal/日以上摂取している群で有意に抑制すると述べている[14]．以上のことから，Bioが広く用いられても，栄養療法もなお重要な治療選択であると考えられる．

C. Bio治療効果減弱または不耐の場合

Bio治療中の効果減弱例や不耐例，あるいは重篤な感染症患者や活動性結核感染症が疑わしい場合，栄養療法を中心に治療内容を再検討する．その場合，病状に応じてTPNや経腸栄養療法を選択する．

おわりに

CDは若年発症が多く，長期間病気と付き合っていかねばならない．栄養療法により治療の選択肢が増え，Bioの有無にかかわらずCDと診断された初期から栄養指導をしていくことが重要と考える．

文 献

1) 「難治性炎症性腸管障害に関する調査研究」班（鈴木班），潰瘍性大腸炎・クローン病診断基準・治療指針平成28年度改訂版．平成28年度分担研究報告書別冊，2017
2) Takagi S, Utsunomiya K, Kuriyama S *et al*：Effectiveness of an 'half elemental diet' as maintenance therapy for Crohn's disease：A randomized-controlled trial. *Aliment Pharmacol Ther* **24**：1333-1340, 2006
3) Jones VA. Comparison of total parenteral nutrition and elemental diet in induction of remission of Crohn's disease. Long-term maintenance of remission by personalized food exclusion diets. *Dig Dis Sci* **32**：100S-197S, 1987
4) 小林清典，勝又伴栄，横山薫ほか：活動期Crohn病に対する栄養療法の無作為比較試験．日本消化器病学会雑誌 **95**：1212-1221, 1998
5) Lee D, Baldassano RN, Otley AR *et al*：Comparative effectiveness of nutritional and biological therapy in north american children with active Crohn's disease. *Inflamm Bowel Dis* **21**：1786-1793, 2015
6) Okada M, Yao T, Yamamoto T *et al*：Controlled trial comparing an elemental diet with prednisolone in the treatment of active Crohn's disease. *Hepatogastroenterology* **37**：72-80, 1990
7) Hartman C, Eliakim R, Shamir R：Nutritional status and nutritional therapy in inflammatory bowel diseases. *World J Gastroenterol* **15**：2570-2578, 2009
8) Ordas I, Mould DR, Feagan BG *et al*：Anti-TNF monoclonal antibodies in inflammatory bowel disease：pharmacokinetics-based dosing paradigms. *Clin Pharmacol Ther* **91**：635-646, 2012
9) Lee D, Albenberg L, Compher C *et al*：Diet in the patho-

genesis and treatment of inflammatory bowel diseases. *Gastroenterology* **148**：1087-1106, 2015

10) El-Matary W, Otley A, Critch J *et al*：Enteral feeding therapy for maintaining remission in Crohn's disease：a systematic review. *J Parenter Enteral Nutr* **41**：550-561, 2015

11) Nguyen DL, Palmer LB, Nguyen ET *et al*：Specialized enteral nutrition therapy in Crohn's disease patients on maintenance infliximab therapy：a meta-analysis. *Therap Adv Gastroenterol* **8**：173-175, 2015

12) Hirai F, Ishihara K, Yada S *et al*：Effectiveness of concomitant enteral nutrition therapy and infliximab for maintenance treatment of Crohn's disease in adults. *Dig Dis Sci* **58**：1329-1334, 2013

13) Kamata N, Oshitani N, Watanabe K *et al*：Efficacy of concomitant elemental diet therapy in scheduled infliximab therapy in patients with Crohn's disease to prevent loss of response. *Dig Dis Sci* **60**：1382-1388, 2015

14) Sugita N, Watanabe K, Kamata N *et al*：Efficacy of a concomitant elemental diet to reduce the loss of response to adalimumab in patients with intractable Crohn's disease. *J Gastroenterol Hepatol*, 2017(in press)

鎌田　紀子（かまた・のりこ）

大阪市立大学大学院医学研究科消化器内科学講師
Profile
1998 年　兵庫医科大学卒業
　　　　　大阪市立大学第三内科入局
2005 年　大阪市立大学大学院学位取得
2014 年より現職

トピックス

ワールド コングレス レポート
World Congress Report of IBD

No. 37

IBDのセッションを中心に

Advances in Inflammatory Bowel Diseases（AIBD）2017
2017.11.9～11 in Florida（USA）

安藤勝祥＊

はじめに

　このたび，日本炎症性腸疾患学会（JSIBD）よりご支援をいただき，2017年11月9日～11日までの3日間にわたり米国オーランドでおこなわれたAdvances in Inflammatory Bowel Diseases（AIBD 2017）に参加・発表する機会をいただきました．ここでは，会場の様子や自身の発表について報告させていただきます．

1. 開催地について

　開催地のオーランドはフロリダ半島の内陸に位置し，年中温暖な気候であり，11月でも日中は30℃近くなり，半袖で過ごせます．日本とは時差14時間で，現在日本からは直行便がなく，乗り継ぎのため移動に1日近くかかることが難点ではあるものの，ご存知の方も多いと思いますが，世界最大のディズニーリゾート，ユニバーサルスタジオなどのテーマパークやショッピングモールも多く，近郊にはケネディ宇宙センターやマイア

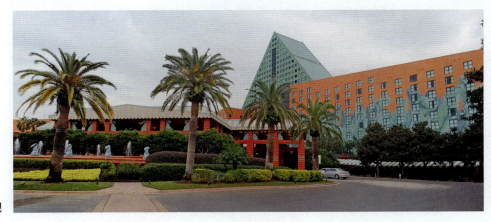

写真1　学会場の外観

＊ANDOH Katsuyoshi／旭川医科大学地域医療支援および専門医育成推進講座

ミビーチもあり，世界でも有数の観光地として知られています．本学会は，オーランドのWALT DISNEY WORLD DOLPHIN HOTEL（写真1）でおこなわれました．ホテルの名の通り，ディズニーワールドに隣接した直営ホテルであり，のんびりとした雰囲気を醸しておりますが，学会場には朝早くから夜まで参加者も多く，炎症性腸疾患（IBD）に対する注目度の高さが伺えました．次年度も同じ場所で開催されることが決まっております．

2. 学会の特徴とスケジュール

まず，この学会の最大の特徴といってもよいことは，講演スライドや動画をオンラインで閲覧できるE-Materialといったシステムではないでしょうか．学会場でAIBD専用のWi-Fiに接続し，学会アプリをダウンロードすると，講演スライドをスクリーンだけでなく，手元でリアルタイムに閲覧しつつ，メモを加えることも可能で，自分だけのスライドが作れます．そのため，タブレットやパソコンの持ち込みは必須になります．参加していない講演内容も勉強することができ，のちにそのスライドも含め，ほぼ全講演のスライド，講演の動画を閲覧することが可能です．

学会の内容に関しては，IBD臨床の各分野をCLINICAL・NURSING・PEDIATRIC・SURGICAL TRACKの四つに分けて，それぞれの総論的な内容から注目度の高いテーマや新規治療に関する内容まで，3日間でIBDの臨床における基礎知識から最新知識まですべて網羅されているすぐれた内容となっていました．2016年までは病態・治療に絡めた基礎分野のテーマも含まれるプログラムだったようですが，2017年からは，基礎分野をメインとしたテーマは組まれていませんでした．四つのTRACKをベースに，教育講演（写真2）・ケースディスカッション・ポスターセッションに分かれており，教育講演は私でも名前を聞いたことのある著名なIBD専門医らが講演をおこない，その後講演内容に即したテーマに関し，壇上でディスカッションを交わす，といったスタイルでした．講演の前後でテーマの主題に即した同一のクエスチョンが提示され，オンライン上で回答し，前後でどの程度正答率に変化があったか提示するといったアンサーパッド形式のやりとりもありま

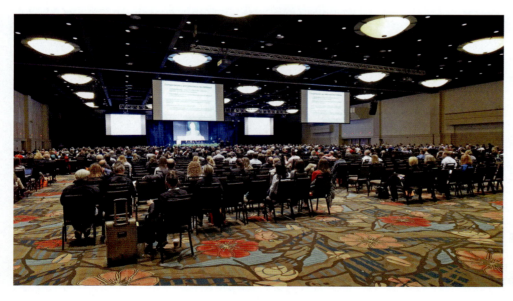

写真2 教育講演の様子

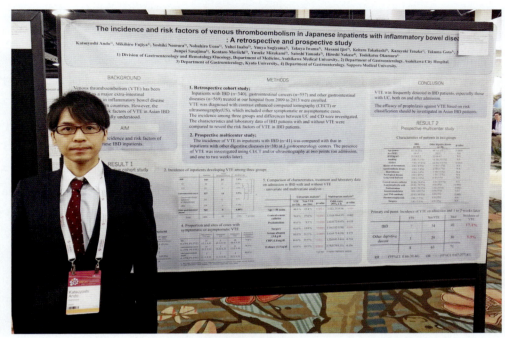

写真3　発表ポスターと筆者

した．ケースディスカッションは各種生物学的製剤の選択や変更，TNFα抗体薬の治療薬物モニタリング（therapeutic drug monitoring：TDM）と治療内容の変更，腸管外合併症や悪性腫瘍合併・妊娠合併IBDの治療選択など，日本でも議論されている内容が多く，自分たちが日常臨床で興味をもったり，疑問に思っているテーマに関しては，やはり世界共通であることを認識しました．ディスカッションや時折起こる笑いにもついていけず，もう少しまともな英語力があればと実感するのでありました．

ポスターセッション（**写真3**）は，講演のセッション間の休憩が長く，その時間を使って閲覧にいくというスタイルとなっていました．会場には軽食・フルーツ・コーヒーが準備されており，グランデサイズのカップやペプシ・ポップコーンなど，日本の学会場では見かけない光景もありました．学会2日目の教育講演がすべて終了した18時から（！）というスケジュールでディスカッションの時間が設けられていました．学会の構成上，一般演題はすべてポスター発表になっており，前年は300題ほどの演題があったようですが，学会の運営形態の変更や基礎の演題がほぼなかったこともあるせいか，本年は130題と少なくなっていました．優秀演題に選ばれているポスターは既存・新規の生物学的製剤の臨床試験のサブ解析や多施設のコホート研究など，質の高い研究内容が多く，非常に勉強になる内容ばかりでした．発表国という観点からは，米国内がもちろん一番多いですが，アジアではわが国の他，韓国・中国（韓国が一番多い印象です）と東アジアが多く，アメリカ以外では，メキシコ・ブラジルからの発表が多く，中南米からの参加者も多かったようです．

その他早朝からおこなわれる少人数制で有料のMeet the expertセッション，バイキング形式で食事を取り分けるスタイルのランチョンセミナーなどのセッションがありました．

2. トピックス

　内科分野ではやはり，生物学的製剤のテーマが多くありました．米国ではJAK阻害薬であるトファシチニブが2018年3月に上市されるとのことで，抗TNFα抗体薬，抗IL-12/23 p40抗体薬，すでに米国では使用可能なインテグリン阻害薬に加え，生物学的製剤の治療選択肢がさらに増えることから，各セッションにおいて各薬剤の臨床試験やメタアナリシスのデータが示され，治療成績や副作用のプロファイル，抗原性などの面から，各薬剤をどう選択・変更するか，議論されていました．新規開発の薬剤も多くありますが，今のところ，いずれも寛解率は30～40％と横ばいの現状であり，バイオマーカーの候補となるゲノム・エピゲノム・micro RNAなどの情報や腸内細菌叢などの患者個々のプロファイルを活用するprecision medicineの重要性に関しても講演されていました．その他，補完・代替医療についてのセッションがあり，米国においても注目度が高まっていることがわかりました．便移植やプロバイオティクスだけでなく，軽症から中等症の潰瘍性大腸炎に対するクルクミンやアロエベラの有効性に関してのデータが示されていました．米国では保険による治療選択の制限もあり，治療選択にあたりわが国と異なる悩みがあることを学びましたが，前述のように治療選択肢が多岐にわたるなか，Shared Decision Makingの重要性がますます大きくなっていくことが話されていました．また，スマートフォンやパソコンを活用したtelemedicineを利用した患者管理についてのセッションでは，telemedicineを使用した患者でのアドヒアランスの向上，再燃期間の短縮や救急受診回数の減少，入院回数の減少などを証明した欧米からの臨床試験の内容も報告されていました．

　外科分野では，痔瘻に対する間葉系幹細胞治療における臨床試験の結果が報告され，60～80％の瘻孔閉鎖率や高い1年後の維持率が示されており，今後は痔瘻だけでなく，新たなIBDの治療選択肢として，わが国も含め幹細胞治療の臨床試験が進んでいくことが期待されます．

3. 発表演題の紹介

　IBDに合併する静脈血栓塞栓症の頻度や危険因子に関する後ろ向き・前向き研究の内容を発表しましたので，ご報告します．

【演題】
日本人IBD患者における静脈血栓塞栓症の頻度と危険因子：retrospective and prospective study
【背景】
静脈血栓塞栓症（VTE）は，IBDの主要な腸管外合併症であることが欧米から報告されているものの，日本を含むアジア地域での発生頻度や危険因子は十分に明らかにされていない．
【目的】
日本人IBD入院患者におけるVTEの発生頻度と危険因子を明らかにすること．

【方法】
①Retrospective study：2009～2013年の間に当科に入院したIBD（340人），消化管癌（557人），他の消化管疾患（569人）の入院患者において，VTEの発生頻度を後方視的に解析した．VTE発症の有無におけるIBD患者の臨床的背景および血液検査所見を比較検討した．
②Prospective multicenter study：消化器病センター3施設において，IBD入院患者におけるVTE発生頻度を他の消化器疾患での入院患者と比較した．造影CTもしくは超音波検査により，入院時および入院1～2週

間後の2点において，血栓の有無を検索した．
【結果】
①Retrospective study：IBD入院患者ではVTEは7.1％に発生しており，消化管がん患者の2.5％，他の消化管疾患患者の0.88％と比較し，有意に多く発生していた．潰瘍性大腸炎（UC）におけるVTEの頻度は16.9％，クローン病（CD）では3.6％であり，UCに有意に多く発生していた．IBDに合併するVTEの発生部位は下肢静脈・肺動脈だけでなく，カテーテル留置部や脳静脈洞，門脈と多彩であった．単変量解析では，高齢・中心静脈カテーテル留置・プレドニゾロン投与・腸管手術と低アルブミン血症・CRP高値・Dダイマー高値が危険因子として同定されたが，多変量解析では，年齢50歳以上と腸管手術のみが独立した危険因子であった．VTE合併IBD患者におけるVTEに関連した入院死亡率は4.2％であった．抗凝固療法に関連した出血性合併症は1例もなかった．
②Prospective multicenter study：他の消化器疾患群の3.1％と比較し，IBD群では17.1％と高頻度にVTEを合併していた．UCでのVTE合併頻度は28.6％と，CDでの5.0％と比べ高かった．VTEを合併した7名のIBD入院患者では，4名が入院時に診断され，3名が入院後にVTEを発症していた．
【結論】VTEはIBD，とくにUCにおいて高頻度に合併していた．アジア地域でのIBD患者に対して，VTEリスクの階層化にもとづいた発症予防に関する検討を進めるべきである．

おわりに

3日間学会に参加し，IBDの基本を学びなおし，最新知識を大いに吸収することができ，非常に有意義な時間を過ごすことができました．それとともに，自分の無知さや英語力の低さを痛感することにもなり，これからのモチベーションにもつながる良い機会となりました．英語での発表機会の経験に加え，教育講演が充実していますので，IBDを志す若手医師にはよい刺激になるものと感じました．

もちろん，米国ならではのステーキや海も近いためシーフードなどグルメを楽しみつつ，ディズニーの世界にも少しだけ触れて帰ることができ，学会に精を出しながらもオーランドの魅力も楽しむことができました．

最後に，ご推薦していただきました当科の藤谷幹浩准教授，JSIBD理事長である渡辺守先生をはじめとする，このような機会をいただいた関係各位の方々に感謝申し上げるとともに，IBDの診療・研究に少しでも貢献できるようより一層努力して参ります．

トピックス

ワールド コングレス レポート
World Congress Report of IBD   No. 38

IBDのセッションを中心に

Crohn's & Colitis Congress（CCC）2018

2018.1.18～20 in Las Vegas（USA）

白壁和彦*

■ はじめに

　この度，日本炎症性腸疾患学会（JSIBD）のご支援をいただき，2018年1月18～20日にかけてアメリカ合衆国，ラスベガスで開催されましたCrohn's & Colitis Congress（CCC）に参加する機会を頂戴しましたのでご報告致します．私の他にも，鳥取大学医学部附属病院の池淵雄一郎先生，岩手県立胆沢病院の内藤健夫先生が派遣医師として参加させていただきました．この場をお借りしまして，JSIBD理事長の渡辺守先生をはじめ，推薦を賜り日頃ご指導いただいている当校の穂苅量太教授，東山正明先生，ご支援いただきました関係者の皆様に厚く御礼申し上げます．

■ 1．自己紹介

　私は初期研修の後，東京慈恵会医科大学消化器・肝臓内科で後期研修を終え，卒後6年目で現在の防衛医科大学校に国内留学させていただいております．これまで触れることのなかった基礎医学領域にどっぷりと浸かることで，良くも悪くも臨床一辺倒であった日常における炎症性腸疾患（inflammatory bowel disease：IBD）診療での治療方針の選択に深みが増し，より多角的に疾患を眺められるようになった気がしています．

■ 2．本学会について

　この学会はIBD患者のquality of life（QOL）向上を目的とした非営利組織であるCrohn's & Colitis Foundation（CCFA）と，消化管領域における専門組織であるAmerican Gastroenterological Association（AGA）の共同開催として初めてラスベガスで開催されました．IBD領域における先見的なアプローチを提供する場として，臨床と基礎の架け橋となるような学会を目指しています．

＊SHIRAKABE Kazuhiko／防衛医科大学校消化器内科

砂漠気候であるラスベガスは年間を通して湿度が20％以下と低く，夏は40℃以上，冬は氷点下と過酷な環境ですが，幸い学会期間中は寒波の押し寄せる日本とは逆に比較的温暖で，夜でもコートは不要で快適に過ごすことができました．私はラスベガスへの訪問は初めてであり，漠然と「眠らない街」のイメージを抱いたまま向かいましたが，学会会場であるAria Hotel（写真1）は目抜き通りであるStripから少し奥まった所に位置しており，良い意味で喧騒から隔絶された佇まいを呈していました．宿泊した部屋からは美しい噴水ショーで有名なBellagio Hotelが望め，絵に描いたような煌びやかな街並みの向こうには砂漠の荒野が広がっており，特異な光景でした．カジノで繁栄を遂げたラスベガスのホテルは一般にどこに行くにもカジノを通らないといけない設計になっており，それはAria Hotelも例外ではありませんでしたが，学会会場のあるホテル内のConvention Centerに近付くにつれスーツ姿が目立つようになり，緊張感をもって学会に臨むことができました．

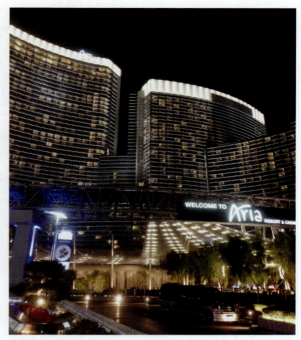

写真1　学会会場となったAria Hotel

　学会は今回が初開催ではありましたが，IBD診療に携わる医師・看護師は勿論のこと，栄養士やメンタルヘルスの専門家に至るまで800名超が積極的に参加されており，職種間の垣根の低さを感じました．学会会場はSpeakerとAudienceの討論形式であるGeneral Sessionのおこなわれる各Ball Room（写真2），Poster SessionのおこなわれるExhibit Hallに分かれ，後者には常時ドリンクが提供され多くの円卓・椅子がセットされており，休憩時間にも参加者の間で交流しやすい環境となっていました．実際，私も昼食中にエジプトから参加された研究者の方と研究内容を含め議論・談笑する場面があり，言葉の壁を越えやすい雰囲気がありました（写真3）．

　セッションは大きく次の3つの内容に分かれて構成されており（①Management of Complicated IBD ②Defining Optimal Treatment Algorithms ③Clinical and Research Challenge），世界各国からIBD関連の稀少な症例報告から多施設でのRCTの解析など多数の演題が集まっていました．General Sessionは英語の不慣れな自分には少し敷居が高かったですが，要点が大きくスライドにまとめられており効率よく勉強することができました．Poster SessionはExhibit Hall

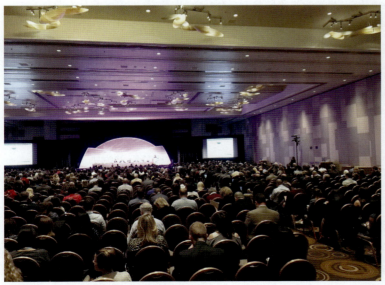

写真2　General Sessionの様子

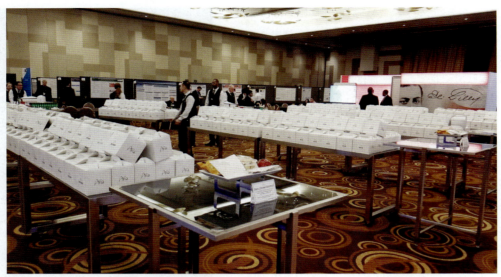

写真3　昼食のサンドウィッチがズラリ

での展示ということもあり，グラス片手に比較的カジュアルな装いで質問を受けることが多く，演者ともにリラックスして対応することができました．具体的な演題内容としては，抗$\alpha_4\beta_7$インテグリン抗体であるベドリズマブをはじめとした抗体製剤の実臨床データ（免疫調節薬の併用を含む）に留まらず，費用対効果や睡眠障害，IBD患者疾患教育，SNSの活用法など種々の着眼点からの検討がなされており，飽きることはありませんでした．また，学会会場はホテルの一角に設けられていましたが，#CCCongressのハッシュタグを付けて学会で学んだ内容のTweetを促すことで学会会場だけでなくTwitterでの情報共有，議論が繰り広げられていることも前衛的な印象を受けました．

　個人的に興味をもった演題として，クローン病（Crohn's disease：CD）に対するrifaximinの治療効果に関するものがありました（Lee SD *et al, Gastroenterology* **154**：S73-S74, 2018）．rifaximinについては便秘のない過敏性腸症候群（irritable bowel syndrome：IBS）患者を対象におこなわれたRCTでは，IBS症状を改善しその効果は治療後10週間持続したとの報告があり（Pimentel M *et al, N Engl J Med* **64**：22-32, 2011），経口投与では97％が便中排泄されるというその難吸収性から海外においてIBS患者に対して比較的安全に用いられていますが，IBD患者に対する有効性は検討されていませんでした．CD患者に対する有効性は中等症までに限定的な報告が散見されましたが，今回中等症〜重度のCD患者に8週間投与したところプラセボの約4倍の奏効率を示しCDAIやCRP，ESR等の炎症マーカーはいずれも改善を認めました．内視鏡所見の検討はされていないものの，潰瘍性大腸炎（ulcerative colitis：UC）に対するATM（アモキシシリン＋テトラサイクリン＋メトロニダゾール）療法をはじめ，近年病態に腸内細菌との関連が示唆されているIBD診療に一石を投じる内容となっており，わが国においても検討が待たれます．

　また，UCと比較するとCDで奏効率が低いと報告されていた経口のJanus kinase（JAK）阻害薬であるトファシチニブに関して，内視鏡的に中等度〜重度のCD患者における奏効率はプラセボと比較し有意な奏効率，寛解率を達成していたとするサブグループ解析の報告もなされました（Sands BE *et al, Gastroenterology* **154**：S81, 2018）．IBD診療においてはUCに対するヒト型抗TNFα抗体であるゴリムマブ，CDに対する抗IL-12/23 p40抗体であるウステキヌマブなどの生物学的製剤を筆頭に，JAK阻害薬や接着因子阻害薬など複雑な

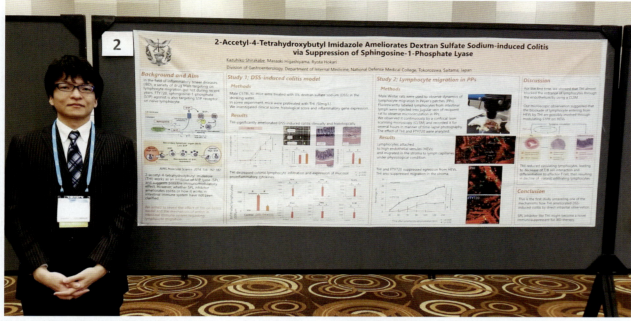

写真4　筆者ポスターの前で

病態に斬り込むべく種々の作用機序での創薬競争が激化している現実を感じることができました．

3. 自身の発表について

今回私は，Poster Session の Clinical and Research Challenges で発表させていただきました（**写真4**）．僭越ながら下記に抄録を掲載させていただきます．

【タイトル】
2-accetyl-4-tetrahydroxybutyl imidazole は sphingosine-1-phosphate lyase の抑制を介して DSS 誘発腸炎を改善した

【目的】
リンパ球は血中からパイエル板（PPs）における high endothelial venules（HEVs）から間質に移動，免疫応答を経てリンパ管の集合管である胸管から体循環に流入し再び腸管にホーミングする．Sphingosine-1-phosphate receptor 1（S1P$_1$）はおもに naive リンパ球や樹状細胞に発現するが，近年 S1P agonist である Ozanimod の潰瘍性大腸炎に対する有効性が報告され，その機序の一つとしてリンパ球と樹状細胞の相互作用の抑制が想定されている．また，同じく S1P agonist である FTY720 はナイーブリンパ球をターゲットとした作用機序が想定されている．代表的な着色料としてさまざまな食品に添加されているカラメル色素に含まれている 2-accetyl-4-tetrahydroxybutyl imidazole（THI）には S1P lyase（SPL）の阻害作用があり免疫調節薬として知られるが，PPs におけるリンパ球動態や腸炎に対する治療効果は未だ検討されていない．今回われわれは THI と腸管免疫の関連を解明すべく腸炎モデルや PPs におけるリンパ球動態に及ぼす影響を検討することを目的とした．

【方法】
実験1　C57BL/6 マウスを3日間の THI（50 mg/l）水

溶液前投与の有無で群別化し，3% Dextran sulfate sodium（DSS）経口投与によってDSS腸炎モデルを作成し，臨床所見，組織所見，炎症性サイトカインについて検討をおこなった．実験2 Wistarラットの腸管指向性リンパ球を多く含有するThoracic duct lymphocyte（TDL）を蛍光標識した後に，10^8個を同系ラットに注入しPPsの間質における遊走を生体顕微鏡で経時的に観察した．Texas Red-dextranとHoechst 33342の同時投与によりTDLと血流と細胞核を3色で可視化し，数時間に渡ってTHIとFTY720前投与によるリンパ球動態の変化を観察した．

【結果】
実験1 THIは臨床的・組織学的にDSS腸炎を有意に改善し，IL-6やIFNγなどの炎症性サイトカインの発現を有意に抑制した．実験2 Texas Red-dextranにより HEVとその近傍に網目状に広がり内部に密集した血球を有する脈管構造が明瞭に描出され，PPs内の毛細リンパ管と考えられた．生理的条件下ではTDLはPPのHEVに特異的に接着し，約1時間かけて周囲の間質へ遊出した後，近傍の毛細リンパ管へ遊走し浮遊するように移動したが，THIとFTY720投与により間質におけるリンパ球migrationは有意に抑制され，そのほとんどがHEVに接着したままとなったが，その効果はTHIのほうが有意に強かった．

【結論】
共焦点レーザー顕微鏡による生体観察によって，THIがHEVに発現する$S1P_1$を介してリンパ球遊走を抑制し腸炎を改善した可能性が示唆された．THIの様なSPL阻害剤はIBD診療における新たな免疫調節薬となる可能性がある．

おわりに

　前述の通り，本学会はIBD領域におけるUp to Dateに最適な機会でありました．日々IBD患者と対峙する医療者の弛まぬ努力とさまざまな新薬の開発により，症状の改善であった治療目標は粘膜治癒を背景とした長期的な寛解，生涯を通してのQOLの向上へと変貌を遂げています．CCCで扱われた討論の議題，演題内容は多岐に渡りましたが，目の前のIBD患者救済のために奔走する姿勢は世界共通であり，会場にはある種の一体感がありました．今回私は貴重な機会を頂戴しIBD診療におけるFront Lineをひしひしと肌で感じることができましたが，この躍動をしっかりと銘肝し，今後の診療・研究の糧として邁進していければと思います．以上，拙い文章ではありますが，このレポートが少しでも同じ未来を見据えた先生方の参考になれば幸いです．

講座 IBD治療のピットフォール 第17回

IBDに合併する自己免疫性膵炎

植木敏晴* 丸尾　達* 土居雅宗* 畑山勝子* 永山林太郎* 伊原　諒*
平塚裕晃* 田中利幸* 野間栄次郎* 光安智子* 平井郁仁** 八尾建史#
松井敏幸##

SUMMARY

代表的な炎症性腸疾患（IBD）であるクローン病と潰瘍性大腸炎は，腸管以外にも全身のさまざまな部位が障害される．膵炎の原因としては，胆石性，薬剤性，十二指腸病変や免疫学的異常（原発性硬化性胆管炎，2型自己免疫性膵炎）などがあげられる．自己免疫性膵炎のなかで，とくに2型自己免疫性膵炎はIBDとの関連性が注目されている．2型自己免疫性膵炎は急性膵炎で発症することが多く，1型に比し，若年で男女差がなく，合併する他臓器病変が少ない．副腎皮質ステロイドやIBDの治療薬で軽快し，再燃は少ないが，多くの薬物治療がおこなわれるIBDでは薬剤性膵炎との鑑別が重要である．

KEY WORDS

炎症性腸疾患（IBD），潰瘍性大腸炎，クローン病，自己免疫性膵炎，2型自己免疫性膵炎

はじめに

炎症性腸疾患（inflammatory bowel disease：IBD）は，種々の全身合併症を伴う疾患である．IBDの腸管外合併症の有病率は，櫻井ら[1]のアンケート調査によるとクローン病（Crohn's disease：CD）が44％，潰瘍性大腸炎（ulcerative colitis：UC）が29％で，その内訳は，CD，UCともに肝胆道系，皮膚，粘膜系，筋骨格系が多く，膵炎・高アミラーゼ血症などであった．IBDに合併する膵炎の原因として，胆石性，CDによる十二指腸乳頭障害や膵内の肉芽腫様炎症，薬剤性，免疫学的異常などが報告されている[2)～4)]．最近，自己免疫性膵炎の国際コンセンサス診断基準（International Consensus Diagnostic Criteria：ICDC）[5]が提唱され，自己免疫性膵炎は1型と2型に分類されている．とくに2型自己免疫性膵炎とIBDの関連性が注目されている．そこで本稿では，IBDに合併する自己免疫性膵炎について自験例を含めて概説する．

1. IBDにおける膵炎

IBDに合併する膵炎の成因は，おもに胆石性，薬剤性，IBDの十二指腸病変（解剖学的変化）や免疫学的異常（原

---

* Ueki Toshiharu, Maruo Toru, Doi Masamune, Hatayama Katsuko, Nagayama Rintaro, Ihara Ryo, Hiratsuka Hiroaki, Tanaka Toshiyuki, Noma Eijiro, Mitsuyasu Tomoko/福岡大学筑紫病院消化器内科
** Hirai Fumihito/福岡大学筑紫病院炎症性腸疾患センター
# Yao Kenshi/福岡大学筑紫病院内視鏡部
Matsui Toshiyuki/福岡大学筑紫病院臨床医学研究センター（消化器内科）

発性硬化性胆管炎，2型自己免疫性膵炎）の四つに分類される．

一般に，腹痛や背部痛と血清アミラーゼ値の上昇が膵炎の診断契機となるが，血清アミラーゼ値は，膵炎以外に低栄養，脱水，アミラーゼ産生能を有する腸内細菌の存在や腸内アミラーゼの血中への逸脱などで上昇する．IBD患者では高アミラーゼ血症が高頻度にみられること[6)7)]より，血清アミラーゼが高値の際は膵特異性の高い酵素（リパーゼ，トリプシン，エラスターゼ1など）を測定し，膵由来か否か明らかにする必要がある．わが国では，IBDに合併する膵炎の頻度はCDで6〜12％，UCで8％と報告されている[6)7)]．欧米でのIBDに合併する急性膵炎の発生率は，UCよりCDで多く[3)]，佐々木らの報告[8)]では，CD患者103例中3例（2.9％），UC患者252例中5例（2％）であった．自験例では，CD患者790例中5例（0.6％），UC患者961例中8例（0.8％）で，CDとUCで急性膵炎の発生率に有意差はなかった[9)]．当科では，2008年の厚生労働省研究班の急性膵炎臨床診断基準[10)]で診断したが，画像所見を重視し，場合によっては膵生検所見を考慮したために急性膵炎の頻度が低率であったかもしれない．IBDに合併する臨床的な慢性膵炎の報告は少ないが，自験例では，2009年の厚生労働省研究班の慢性膵炎臨床診断基準[11)]に則ると，CD患者790例中10例（1.3％），UC患者961例中3例（0.3％）で，CDとUCで慢性膵炎の発生率に有意差はなかったが，一般人口（0.04％）と比し高率であった．

1）胆石性

CDにおける胆石症の年率の発生率は1,000人当たり14.3人で，一般人口の7.8人より有意に高かったが（p＝0.012），UCの発生率は7.5人で，一般人口の6.1人と比し，有意差はなかった（p＝0.38）と報告されている．わが国ではMaedaら[12)]が，胆石症の合併頻度はCD症例203例中8例（3.9％）であったと報告している．最近のアンケート調査ではCDとUCの胆石症の頻度はそれぞれ5％と1％であった[1)]．CDにおける胆石形成の原因として，回腸病変や回腸切除，長期間の中心静脈栄養や罹病期間などが考えられているが，胆石による膵炎の報告は少ない．以前の自験例のまとめでは，CD 221例中15例（6.8％）に胆石症を認めたが，胆石性膵炎は1例のみであった．最近の検討では，膵炎と診断した44例中胆石性膵炎は2例（5％）であった．いずれもわが国の急性膵炎の成因における胆石性の頻度（24％）に比し低率であった[7)]．

2）薬剤性

薬剤性膵炎は，①薬剤投与中に膵炎を発症，②他に膵炎の原因がみられない，③薬剤の中止で膵炎が軽快，④薬剤の再投与で膵炎が再燃の4項目を満たすことで診断できるが[13)]，現在では薬剤の再投与は倫理的に問題があるため，リンパ球刺激試験（drug-induced lymphocyte stimulation test：DLST）が補助的診断に用いられている．わが国における医薬品関連情報[14)]によると，1998年〜2007年の10年間に急性膵炎・膵炎の報告例は1,432例であった．L-アスパラギナーゼ（84例）が最も多いが，メサラジン（50例），タクロリムス（46例），シクロスポリン（38例），プレドニゾロン（32例），インフリキシマブ（19例），アザチオプリン（12例），サラゾスルファピリジン（11例）などIBD治療薬が上位にあげられている．当科では薬剤性膵炎の診断には，前述した基準に加え，膵生検所見も考慮している．自験例では，IBD 1,791中10例が薬剤性膵炎と診断された．膵組織が得られた2例では，膵腺房周囲に多数の好中球浸潤があり，自己免疫性膵炎との鑑別に有用であった．

3）解剖学的変化

Leggeら[15)]は，十二指腸CDの10例中3例（70％）にCDの病変が十二指腸乳頭部および逆流性膵炎を惹起したと報告している．さらに，Gschwantlerら[16)]は，CDの十二指腸病変が膵に直接浸潤した症例を報告し，組織学的に膵頭部に非乾酪性肉芽腫を認めている．自験例では，IBDに合併した膵炎44例中1例（2.3％）が十二指腸第二部の狭窄による慢性膵炎であった[7)]．

4）原発性硬化性胆管炎

原発性硬化性胆管炎（primary sclerosing cholangitis：

表❶ 自己免疫性膵炎の臨床的特徴

	1型	2型
疫学的背景	アジア＞米国＞欧州	アジア＜米国＜欧州
好発年齢	60歳代	40歳代
性差	おもに男性	なし〜男性に多い
発症様式	黄疸が多い	急性膵炎が多い
糖尿病合併	多い	少ない
IgG・IgG4	上昇	正常
自己抗体	高頻度	低頻度
他臓器浸潤	硬化性胆管炎 硬化性唾液腺炎 後腹膜線維症	IBD （とくに潰瘍性大腸炎）
ステロイド	有効	有効
再燃	高頻度	低頻度

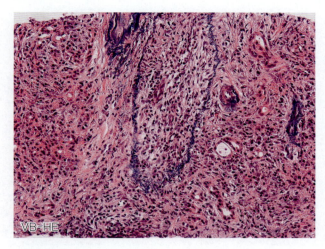
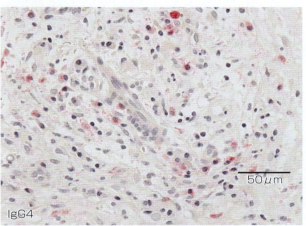

図❶　1型自己免疫性膵炎の病理像
a．VB-HE染色：花筵状線維化と閉塞性静脈炎を認める．
b．IgG4染色：IgG4陽性形質細胞の著明な浸潤を認める．

PSC）は，欧米から4〜22％に急性膵炎や慢性膵炎を合併することが報告されている．わが国での2007年の全国調査[17]では，PSC 253例中15例（6％）に膵炎を合併していたが，IBDに合併したPSC症例の膵炎の頻度は不明である．自験例では，PSC 8例中3例（38％）がIBD（UC 2例，CD 1例）を合併していた．そのうち，UC合併例1例に慢性膵炎を認め，他の1例は薬剤性膵炎を発症した．自己免疫性膵炎を合併した症例はなかった．PSCを合併したIBD症例は膵炎のリスクが高いかもしれないが，その機序は不明である．

5）自己免疫性膵炎

自己免疫性膵炎の診断は，わが国の基準[18]とICDC[5]が用いられている．わが国の基準は現在改訂中であるが，おもに1型を対象としている．ICDCは自己免疫性膵炎を1型と2型に分類している（表❶）．病理学的に，1型は，著明なリンパ球やIgG4陽性形質細胞の浸潤，花筵状線維化（storiform fibrosis），閉塞性静脈炎を特徴とするlymphoplasmacytic sclerosing pancreatitis（LPSP）を呈する（図❶）．2型は，好中球浸潤による膵管上破壊像（granulocytic epithelial lesion：GEL）を特徴とする（図❷）[5]．1型は，血清IgG4の上昇があり，CTのdynamic-studyで遅延性濃染を伴う膵腫大や内視鏡的逆行性膵管造影（endoscopic retrograde pancreatography：ERP）で特徴的な膵管狭細化像，膵組織像，他臓器病変の有無を加味して診断される．一方，2型は特異的な血清マーカーがないため，上記の画像所見に加え，主要組織所見（膵生検標本や切除標本上のGEL）レベル1が得られれば確診となる．さらにレベル2の所見（膵腺房への好中球，リンパ球，IgG4陰性の形質細胞浸潤）があり，IBDを合併し，かつステロイド治療に反応する場合も確診になる．

2．IBDに合併する自己免疫性膵炎

1）頻度と臨床的背景

ヨーロッパと北アメリカでは，1型と2型の自己免疫性膵炎におけるIBDの頻度は，それぞれ2〜4％と4〜30％と報告されている．韓国では自己免疫性膵炎におけ

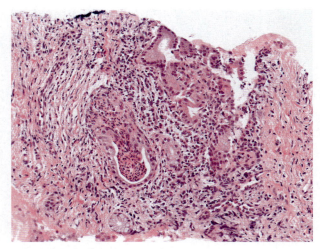 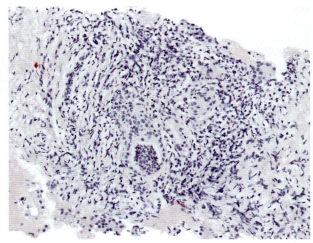

図❷　2型自己免疫性膵炎の病理像（Ueki T et al 2015[9]より引用）
a．HE染色：破壊された小葉内膵管上皮があり，上皮内に好中球が著明な浸潤があり，腺房細胞周囲にも著明な好中球浸潤を認めた．
b．IgG4染色：IgG4陽性形質細胞をほとんど認めない．

るIBDの頻度は0〜30％であった．また，自己免疫性膵炎におけるUCの頻度は，西ヨーロッパ，韓国と日本ではそれぞれ4％，5.8％と4％であった．一方，そのCDの頻度は，西ヨーロッパ，韓国と日本ではそれぞれ1〜4％，0％と0％であった[9]．自験例[9]では，ICDC[5]の組織学的確診例は，IBD 1,751例中7例（0.4％）で全例2型であった．そのうちUCは961例中5例（0.5％）で，CDは790例中2例（0.3％）であった．男性2例，女性5例で女性に多く，平均年齢は37歳であった．全例喫煙歴や飲酒歴はなく，気管支喘息と糖尿病をそれぞれ1例（14％）が合併していた．6例（86％）が急性膵炎で発症し，血清ALP値は4例（43％）で上昇していたが，黄疸例はなかった．血清IgG4値は全例正常範囲内で，抗核抗体陽性例（80倍以上）は2例（29％）であった．

2）画像所見

前述した自験例[7]においてERPでは，びまん性と限局性膵管狭細像はそれぞれ71％と29％であった．CTのdynamic study上，びまん性と限局性膵腫大はそれぞれ71％と29％で，被膜様構造を29％に認めた．1例（14％）は膵内胆管の狭窄を伴っていたが，PSCの所見はなかった．1例（14％）は他臓器病変（唾液腺炎）を合併していた（図❸）．

3）IBDと自己免疫性膵炎の関連性

自験例7例中1例（14％）はUCと2型自己免疫性膵炎が同時に診断されたが，残りの6例（86％）はIBDが先行していた[7]．UC 5例の病型と2型自己免疫性膵炎の関連性はなかったが，4例（80％）が活動期に2型自己免疫性膵炎を発症していること，GELはUCの病理学的特徴であるcryptitisに類似していることより，UCに合併した2型自己免疫性膵炎は，UCの腸管外病変と考えることができるかもしれない．活動期のUCは，2型自己免疫性膵炎の合併も考慮に入れて経過観察していくべきであろう．

4）治療

自験例7例では，UCと2型自己免疫性膵炎が同時に診断された1例を除いて，6例全例が2型自己免疫性膵炎の診断前にIBDの治療薬（サラゾスルファピリジン，メサラジン，アザチオプリンやプレドニゾロンなど）が投与されていた[9]．新規にステロイドが投与された症例は1例（14％）のみであったが，全例IBDの治療薬で膵炎は軽快した．平均観察期間49ヵ月（7〜165ヵ月）で，UC合併の1例（14％）が急性膵炎で再燃したが，プレドニゾロンとインフリキシマブの投与で軽快した．膵石の形成や膵癌の発生はなかった．ICDC[5]では2型自己免

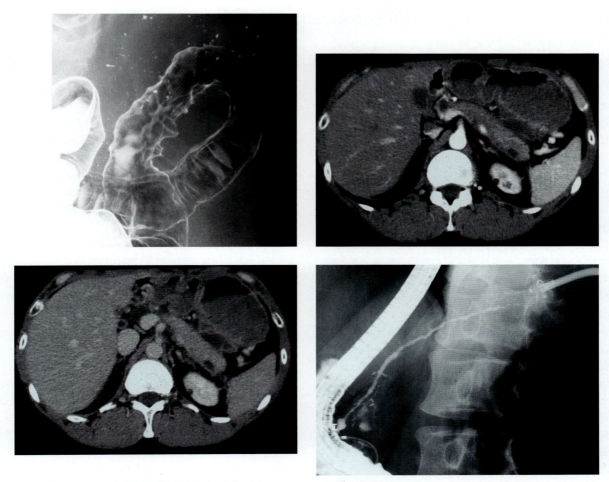

図❸ クローン病に合併した自己免疫性膵炎（Ueki T et al 2015⁹⁾より引用）
a. 自己免疫性膵炎と診断される5年前の経口小腸透視
   小腸の縦走潰瘍，敷石像や不連続病変を認めた．
b, c. 造影CT（b. 動脈相，c. 門脈相）
   びまん性に腫大した膵実質は漸増性濃染され，膵尾部の内外に浸出液の貯留を認めた．
d. 内視鏡的逆行性膵管造影
   主膵管はびまん性に狭細化を呈した．

疫性膵炎の治療としてステロイド投与が推奨されているが，IBDを合併した2型自己免疫性膵炎症例はIBDが活動期であることが多いので，まずIBDの治療薬を投与し，膵炎が軽快しない場合にステロイド投与を検討することも一つの選択肢であろう．一般に，2型自己免疫性膵炎は再燃例が少なく，急性膵炎で発症する症例が多いことよりステロイドの維持療法は必要ないかもしれない⁹⁾．

おわりに

IBDに伴う自己免疫性膵炎は2型が多い．急性膵炎で発症することが多く，若年で男女差がなく，合併する他臓器病変が少ない．副腎皮質ステロイドやIBDの治療薬で軽快し，再燃は少ない．多くの薬物治療がおこなわれるIBDでは，薬剤性膵炎との鑑別が重要である．詳細な病歴の聴取，臨床像や画像検査の検討に加え，超音波内視鏡下穿刺吸引術（endoscopic ultrasound-guided fine needle aspiration：EUS-FNA）あるいは経皮的膵生検による膵組織診断の裏付けが必要である．

文献

1) 櫻井俊弘, 松井敏幸, 青柳邦弘ほか：炎症性腸疾患の腸管外合併症. 胃と腸 **48**：591-600, 2013
2) Ball WP, Baggenstoss AH, Bargen JA *et al*：Pancreaticlesions associated with chronic ulcerative colitis. *Arch Pathol*（Chic）**50**：347-358, 1950
3) Pitchumoni CS, Rubin A, Das K：Pancreatitis in inflammatory bowel diseases. *J Clin Gastroenterol* **40**：246-253, 2010
4) 岡崎和一, 福井由里, 住本貴美ほか：難治性Crohn病の特徴と治療戦略. 全身性合併症の特徴 膵炎. 胃と腸 **47**：1559-1565, 2012
5) Shimosegawa T, Chari ST, Frulloni L *et al*：International consensus diagnostic criteria for autoimmune pancreatitis. Guidelines of the International Association of Pancreatology. *Pancreas* **40**：352-358, 2011
6) Oishi Y, Yao T, Matsui T *et al*：Abnormal pancreatic imaging in Crohn's disease：prevalence and clinical feature. *J Gastroenterol* **39**：26-33, 2004
7) 植木敏晴, 大塚雄一郎, 松村圭一郎ほか：炎症性腸疾患に伴う膵炎. 胆と膵 **35**：1221-1226, 2014
8) 佐々木雅也, 五月女隆男：急性膵炎. 肝胆膵 **45**：99-104, 2002
9) Ueki T, Kawamoto K, Otsuka Y *et al*：Prevalence and clinicopathological features of autoimmune pancreatitis in Japanese patients with inflammatory bowel disease. *Pancreas* **44**：434-440, 2015
10) 日本腹部救急医学会, 日本肝胆膵外科学会, 日本膵臓学会ほか：急性膵炎診療ガイドライン2010, 3版, 急性膵炎診療ガイドライン2010改訂出版委員会編, 2010, pp47-74
11) 厚生労働省難治性膵疾患に関する調査研究班, 日本膵臓学会, 日本消化器病学会：慢性膵炎臨床診断基準2009. 膵臓 **24**：645-646, 2009
12) Maeda K, Okada M, Yao T *et al*：Intestinal and extraintestinal complications of Crohn's disease：predictors and cumulative probability of complications. *J Gastroenterol* **29**：577-582, 1994
13) Karch FE, Lasagna L：Adverse drug reaction. A critical review. *JAMA* **22**：1236-1241, 1975
14) 医薬品関連情報：医薬品医療機器情報提供ホームページ（http://www.info.pmda.go.jp/）. 独立法人医薬品医療機器総合機構
15) Legge DA, Hoffman HN 2nd, Carlson HC：Pancreatitis as a complication of regional enteritis of the duodenum. *Gastroenterology* **61**：834-847, 1971
16) Gschwantler M, Kogelbauer G, Klose W *et al*：The pancreas as a site of granulomatous inflammation in Crohn's disease. *Gastroenterology* **108**：1246-1249, 1995
17) 田中篤, 滝川一：全国調査からみた原発性硬化性胆管炎の病態. 胆と膵 **31**：727-731, 2010
18) 日本膵臓学会・厚生労働省難治性膵疾患に関する調査研究班：自己免疫性膵炎臨床診断基準2011. 膵臓 **27**：17-35, 2011

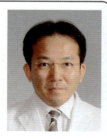

植木　敏晴（うえき・としはる）

福岡大学筑紫病院消化器内科教授
Profile
1985年　福岡大学医学部卒業
　　　　福岡大学医学部第一内科
　　　　（奥村恂教授）
1992年　福岡大学筑紫病院消化器科
　　　　（八尾恒良教授）
2009年　福岡大学筑紫病院消化器科
　　　　准教授（松井敏幸教授）
2015年より現職
2016年　福岡大学筑紫病院医療安全管理部副部長
専門：肝胆膵疾患の画像診断と内視鏡治療, interventional radiology

診断講座 症例から学ぶIBD鑑別診断のコツ

第37回

非特異性多発性小腸潰瘍症（CEAS）

平野敦士* 梅野淳嗣* 江﨑幹宏*

非特異性多発性小腸潰瘍症は，小腸に輪走・斜走する浅い潰瘍が多発し，慢性貧血と低蛋白血症を特徴とする疾患である．近年，プロスタグランジン輸送体をコードする *SLCO2A1* 遺伝子の変異が本疾患の原因であることが明らかとなり，chronic enteropathy associated with *SLCO2A1* gene（CEAS）と呼称されるようになった．本症の診断には臨床症状に加え小腸病変の画像評価が必須であるが，確定診断には遺伝子検査が有用である．本症の消化管病変はプロスタグランジンの利用障害により生じると考えられるため，抗炎症療法は無効である．よって，本症の特徴を認識するとともに，小腸に潰瘍を形成する他疾患との鑑別点を把握しておくことが重要である．

はじめに

非特異性多発性小腸潰瘍症は，1968年に岡部ら[1]によってはじめて報告された，小腸に輪走・斜走する浅い潰瘍が多発するまれな疾患である．病理学的に肉芽腫などの特異的な組織所見がみられないことから"非特異性"と命名されたが，他疾患と異なる臨床的特徴を有する独立した疾患概念であることが提唱されてきた[2)~4)]．長らく本症の原因は不明であったが，プロスタグランジン輸送体をコードする*SLCO2A1*遺伝子の変異が本疾患の原因であることが明らかとなり，新たにchronic enteropathy associated with *SLCO2A1* gene（CEAS）と命名された[5)]．CEASには，炎症性腸疾患（inflammatory bowel disease：IBD）に対して用いられる免疫抑制療法は無効であり，適切な治療選択のためには正しく診断をおこなうことが重要である．本稿では，CEASの臨床像・画像所見の特徴ならびに小腸に潰瘍を形成する他疾患との鑑別点について概説する．

Key Words
- 非特異性多発性小腸潰瘍症
- chronic enteropathy associated with *SLCO2A1* gene（CEAS）
- プロスタグランジン
- 肥厚性皮膚骨膜症

---

*Hirano Atsushi, Umeno Junji, Esaki Motohiro／九州大学病態機能内科学

症例から学ぶIBD鑑別診断のコツ

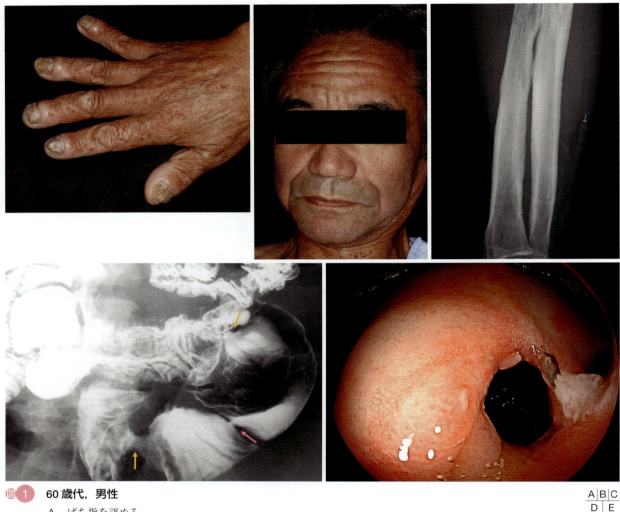

図1 60歳代，男性
A．ばち指を認める．
B．前額部の皮膚肥厚を認める．
C．骨単純X線所見．橈骨および尺骨の全体的な骨肥大，骨皮質の肥厚および不整像を認める．
D．ゾンデ法小腸X線検査所見．回腸に非対称性の変形が多発しており（黄矢印），一部膜様狭窄を呈している（赤矢印）．
E．経肛門的バルーン小腸内視鏡所見．幅の狭い管腔狭窄を認める．近傍には斜走する浅い開放性潰瘍と偽憩室を認める．

A	B	C
D	E	

1. CEASの臨床像

本症は女性に好発し，多くは幼・若年期に発症し，長期間にわたり潜出血が持続することにより貧血と低蛋白血症をきたすことが特徴である[6)〜9)]．肉眼的血便はまれとされ[8)]，血清CRP値は陰性ないし軽度の上昇にとどまる．本症は*SLCO2A1*遺伝子上に病的変異をホモ接合体ないし複合ヘテロ接合体で有することにより発症する常染色体劣性遺伝病であり，両親の血族結婚が約30％，同胞発症が約50％に認められる[8)]．また，*SLCO2A1*遺伝子はばち指，骨膜症，皮膚肥厚を3主徴とする肥厚性皮膚骨膜症（pachydermoperiostosis：PDP）の原因遺伝子としても知られており[10)]，CEAS患者の約30％にPDPの主徴のいずれかを伴うとされる[8)]．なお，PDPの主徴は男性に有意に多く合併することが知られている[8)11)]．

2. CEASの画像所見，病理所見

X線造影検査では，中下部小腸を中心に多発する緩や

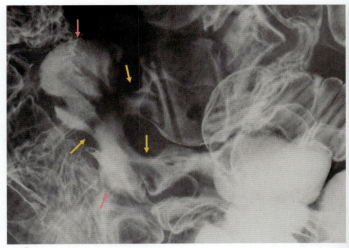
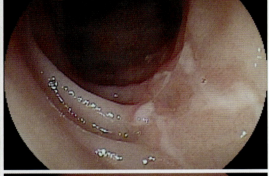
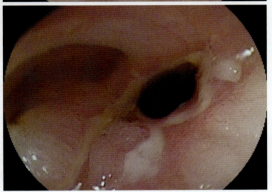

図2 30歳代，女性
A. ゾンデ法小腸X線検査所見．骨盤内小腸にタッシェ形成（赤矢印）を伴う非対称性の変形を認める（黄矢印）．
B．C．経肛門的バルーン小腸内視鏡所見．
B．縦走傾向を示す浅い潰瘍がみられる．
C．輪走・斜走する潰瘍が癒合し，偽憩室を伴う管腔狭窄を呈している．

かな非対称性変形，辺縁硬化像を認める．内視鏡検査では，輪走・斜走する辺縁明瞭な浅い潰瘍の多発がみられる．潰瘍周囲に浮腫性変化を伴わず，介在粘膜に炎症はみられない．また，潰瘍の幅は比較的狭く，緩やかに屈曲し互いに癒合するのが特徴で[4]，長期罹患例では螺旋状の管腔変形，偽憩室あるいは高度狭窄を伴うようになる．これらの病変はおもに回腸に発生するが，終末回腸に病変を伴うことはまれであり，本症小腸病変の特徴の一つとされる[6][8]．また，胃および十二指腸にも潰瘍性病変が出現することがあり，その頻度は約30％，約50％と比較的高率である[3][8][9]．

病理学的には，CEASでみられる潰瘍性病変は比較的浅く，粘膜層ないし粘膜下層に限局し，筋層まで及ぶことはないとされる．また，炎症細胞浸潤は軽度であり，特異的炎症所見はみられず，組織学的にも潰瘍部と周囲粘膜との境界は明瞭である[2]．

3. 症例提示

1) 症例1　60歳代，男性

貧血精査のため，当院血液内科を受診したが，低アルブミン血症を伴っていたことから当科紹介となった．詳細な病歴聴取により，両親に近親婚，兄弟に小腸潰瘍に対する手術歴が確認された．視診にてばち指と前額部および頭部の皮膚肥厚を認め（**図1A，B**），骨単純X線検査では骨肥大と骨皮質の肥厚がみられ，PDPの3主徴をすべて満たしていた（**図1C**）．小腸X線検査では回腸を中心に非対称性の管腔変形を多発性に認めた（**図1D**）．内視鏡検査では輪走・斜走する辺縁明瞭な浅い潰瘍がみられ，管腔は非対称性に狭窄し，偽憩室も伴っていた（**図1E**）．遺伝子検査でも*SLCO2A1*遺伝子変異陽性であり，CEASと診断した．

2) 症例2　30歳代，女性

8歳時より貧血を指摘されていた．下腿浮腫を主訴に当科受診した．追加の病歴聴取により，両親の近親婚と，

表1　CEAS診断基準

主要所見
A．臨床的事項
　①複数回の便潜血陽性
　②長期にわたる小球性低色素性貧血と低蛋白血症
B．X線・内視鏡所見
　①近接，多発する非対称性狭窄，変形（X線所見）
　②近接多発し，境界鮮鋭で浅く斜走，横走する地図状，テープ状潰瘍（内視鏡所見）
C．切除標本上の特徴的所見
　①回腸に近接多発する境界鮮鋭で平坦な潰瘍またはその瘢痕
　②潰瘍は地図状ないしテープ状で，横走，斜走する
　③すべて UL-II までにとどまる非特異性潰瘍
鑑別疾患
　①腸結核（疑診例を含む）　②クローン病　③腸管ベーチェット病/単純性潰瘍　④薬剤性腸炎

確診例：1．主要所見の A に加え，B の①あるいは②または C が認められるもの
　　　　2．十分に検索された標本上 C を満足するもの
疑診例：主要所見 A が認められるが，B または C の所見が明確でないもの
注）確診例，疑診例いずれも鑑別疾患の除外が必須である

（厚生労働科学研究費補助金難治性疾患等克服研究事業「腸管希少難病群の疫学，病態，診断，治療の相同性と相違性から見た包括的研究」平成25年度研究報告書，2014[12] より引用）

姉が他院で蛋白漏出性胃腸症と診断され加療中であることが確認された．PDP の 3 徴はいずれも認めなかった．小腸 X 線造影検査では回腸に管腔狭窄とタッシェ形成を伴う非対称性の管腔変形がみられ（図2A），内視鏡検査では縦走，輪走，ないしは斜走する多彩な浅い潰瘍と偽憩室を伴う管腔狭窄を認めた（図2B，C）．患者の同意が得られず，遺伝子検査は実施できなかったが，臨床的に CEAS と診断した．

4．考察

1）CEAS の診断と鑑別疾患

本症の診断については，厚生労働省の研究班により診断基準が策定されている（表1）[12]が，これに SLCO2A1 遺伝子変異の有無を加えた診断基準も提唱されている[8]．SLCO2A1 遺伝子変異の検索は本症の診断にきわめて有用であるが，現時点では保険収載されておらず，倫理的観点からみれば必ず実施可能な検査とはいえない．腸管組織における抗 SLCO2A1 抗体を用いた免疫組織化学染色法の有用性も示唆されており[13]，本症の補助診断法となる可能性がある．そのほか，問診で両親の血族結婚や同胞発症例の有無，身体所見では PDP の 3 主徴の有無を確認することも診断の補助となり得る．CEAS の鑑別疾患としては，腸結核，クローン病，腸管ベーチェット病/単純性潰瘍，非ステロイド性消炎鎮痛薬による薬剤性腸炎があげられる．ただし，これらの疾患では終末回腸に病変を形成することが多いのに対し，CEAS では終末回腸に病変を認めることはまれであり，病変発生部位の相違は有用な鑑別点と考えられる．そのほか，潰瘍の形態や周囲粘膜所見も重要な鑑別点となる．腸結核では，輪状ないし帯状潰瘍が典型的所見である．近年では軽微な所見にとどまる症例も少なくないが，病変の輪状傾向をきたすことが多く，着目すべきポイントである．また，潰瘍辺縁が不整であること，周囲粘膜は粗糙で萎縮瘢痕帯を呈することも鑑別点となる．クローン病では縦走潰瘍や敷石像が主要所見であるが，縦走潰瘍は腸間膜付着側に優位に出現し，潰瘍辺縁は不整で周囲に浮腫性変化を伴うことが多い．また，慢性炎症を反映してクローン病では炎症性ポリープを伴うことが多い．腸管ベーチェット病/単純性潰瘍は打ち抜き様の深掘れ潰瘍を特徴とする．CEAS とは潰瘍形態が異な

り，本症の潰瘍性病変は腸間膜付着対側に優位に出現する点から鑑別可能である．非ステロイド性消炎鎮痛薬による薬剤性腸炎は，Kerckring（ケルクリング）皺襞上の幅の狭い輪状潰瘍が特徴的とされるが，CEASと同様にプロスタグランジン欠乏が病態に関与するため，潰瘍形態も類似する場合が少なくない．薬剤使用歴に関する慎重な病歴聴取が本症の鑑別には必須と思われる．

2）CEASの治療

現時点では，本症に対する根本的な治療法は確立していない．完全中心静脈栄養により，一時的には潰瘍や貧血，低蛋白血症の改善がみられる．経腸栄養療法も貧血や低蛋白血症の改善に有効とされるが，その治療効果は症例によりまちまちである．一方，副腎皮質ステロイド，5-アミノサリチル酸製剤，アザチオプリン，抗TNFα抗体製剤などの抗炎症療法はいずれも無効である[3)7)14)]．したがって，貧血や低蛋白血症の改善を目的とした対症療法が治療の中心となる．高度狭窄をきたした症例では内視鏡的拡張術や外科治療が必要となる．

 おわりに

CEASの特徴および鑑別疾患について概説した．IBDで用いられる抗炎症療法はCEASに対して無効であるため，適切な治療法選択のために本症を確実に診断することが臨床上重要である．本症が疑われる場合には，SLCO2A1の免疫組織化学染色や遺伝子検査を用いて積極的に診断確定する必要がある．

文献

1) 岡部治弥，崎村正弘：仮称"非特異性多発性小腸潰瘍症"．胃と腸 3：1539-1549，1968
2) Matsumoto T, Iida M, Matsui T et al：Chronic nonspecific multiple ulcers of the small intestine：a proposal of the entity from Japanese gastroenterologists to Western enteroscopists. *Gastrointest Endosc* 66：S99-S107, 2007
3) Esaki M, Umeno J, Kitazono T et al：Clinicopathologic features of chronic nonspecific multiple ulcers of the small intestine. *Clin J Gastroenterol* 8：57-62, 2015
4) 八尾恒良，梅野淳嗣，江﨑幹宏ほか：非特異性多発性小腸潰瘍症/CEASの過去，現在，そして今後．胃と腸 52：1398-1405，2017
5) Umeno J, Hisamatsu T, Esaki M et al：A hereditary enteropathy caused by mutations in the *SLCO2A1* gene, encoding a prostaglandin transporter. *PLoS Genet* 11：e1005581, 2015
6) 松本主之：非特異性多発性小腸潰瘍症．胃と腸 46：1714-1717，2011
7) 小林拓，梅野淳嗣，久松理一ほか：非特異性多発性小腸潰瘍症の難病指定とSLCO2A1関連小腸症．日本消化器病学会雑誌 113：1380-1385，2016
8) 梅野淳嗣，江﨑幹宏，平野敦士ほか：非特異性多発性小腸潰瘍症/CEASの臨床像と鑑別診断．胃と腸 52：1411-1422，2017
9) Hosoe N, Ohmiya N, Hirai F et al：Chronic enteropathy associated with *SLCO2A1* gene [CEAS]-characterisation of an enteric disorder to be considered in the differential diagnosis of Crohn's disease. *J Crohns Colitis* 11：1277-1281, 2017
10) Zhang Z, Xia W, He J et al：Exome sequencing identifies *SLCO2A1* mutations as a cause of primary hypertrophic osteoarthropathy. *Am J Hum Genet* 90：125-132, 2012
11) Zhang Z, Zhang C, Zhang Z：Primary hypertrophic osteoarthropathy：an update. *Front Med* 7：60-64, 2013
12) 厚生労働科学研究費補助金難治性疾患等克服研究事業「腸管希少難病群の疫学，病態，診断，治療の相同性と相違性から見た包括的研究」平成25年度研究報告書，2014
13) 久松理一，關里和：SLCO2A1の機能とその異常—SLCO2A1の機能とプロスタグランジン関連腸症．胃と腸 52：1453-1457，2017
14) Matsumoto T, Kubokura N, Matsui T et al：Chronic nonspecific multiple ulcer of the small intestine segregates in offspring from consanguinity. *J Crohns Colitis* 5：559-565, 2011

平野　敦士（ひらの・あつし）

九州大学病態機能内科学（第二内科）助教
Profile
2003年　九州大学医学部卒業，九州大学第二内科入局
2005年　福岡赤十字病院消化器内科医員
2006年　九州大学病院消化管内科医員
2007年　下関市立中央病院消化器内科医員
2013年　九州大学大学院博士課程修了，山口赤十字病院内科副部長
2015年　九州大学病院消化管内科臨床助教
2017年より現職

連載 IBD注目のKey論文㉝　　長坂 光夫*　大宮 直木*

潰瘍性大腸炎サーベイランスにおける色素内視鏡と狭帯域光（NBI）観察の前向き無作為化比較試験

Chromoendoscopy versus narrow band imaging in UC：a prospective randomised controlled trial.
Bisschops R, Bessissow T, Joseph JA *et al, Gut*, 2017 10.1136/gutjnl-2016-313213

Summary

【背景】 潰瘍性大腸炎（UC）長期罹患症例では大腸腫瘍の発生，とくに発がんの危険因子が増加する．これまでサーベイランス内視鏡には色素内視鏡観察（chromoendoscopy：CE）が有用とされていたが近年の内視鏡技術の進歩で仮想色素内視鏡（狭帯域光観察（narrow band imaging：NBI）が使用されるようになった．

【研究目的】 UC長期罹患症例のサーベイランス内視鏡検査における腫瘍病変の描出に対する色素内視鏡観察とNBI観察の比較検討

【研究デザイン】 国際多施設共同前向き無作為化抽出試験

【研究環境】 ベルギー2施設とカナダの1施設

【対象】 8年以上の罹患歴を有する成人（18歳以上）の全大腸炎型UCの患者（左側大腸炎型は10年以上の罹患歴を有する患者）131症例においてNBI観察群（n＝65）と0.1％メチレンブルー色素内視鏡観察群（n＝66）に無作為化された．

【測定項目】 主要検討項目：腫瘍病変の描出個数の2群間の比較．副次検討項目：2群間の総検査時間・引き抜き時の観察時間の比較．2群間の腫瘍病変の描出率（患者，病変），非腫瘍病変描出率を比較．

認識された病変部の生検あるいは粘膜切除とその周辺正常粘膜より生検が施行され無作為な生検は施行されなかった．

【結果】 CE群（n＝66）において14患者（21.2％）31病変，NBI群（n＝65）において14患者（21.5％）21病変が描出された．p＝0.964 OR 1.02（95％ CI：0.44〜2.35）（χ^2 test）と有意差を認めず．

癌および高度異形成症例はCE群0例に対してNBI群で2例であった．

描出された腫瘍病変の平均個数（SD）/内視鏡件数はCE群で0.47（1.38），NBI群で0.32（0.68）（p＝0.992, Mann-Whitney U test）と有意差を認めなかった．

3施設間での有意差は認めなかった．

2群間の総検査時間・引き抜き時の観察時間の平均（分）はCE群32.5（26.0〜40.8）・27.0（20.0〜33.8），NBI群25.0（19.0〜33.0）・18.5（12.3〜25.0）でNBI群において総検査時間は平均7.5分短く，総検査時間・引き抜き時の観察時間のいずれもNBI観察が有意に短いことが示された（いずれもp＜0.001）．

CE群で認識された178病変のうち31病変（17.4％），NBI群で認識された129病変のうち21（16.3％）が腫瘍病変で2群間に有意差は認めなかった．〔OR（95％ CI）1.09（0.59〜1.99），p＝0.793〕．

腫瘍病変数の中央値（範囲）/患者はCE群2（0〜14），NBI群2（0〜7）有意差を認めなかった．（p＝0.185 Mann-Whitney U test）．

---

*NAGASAKA Mitsuo, OMIYA Naoki／藤田保健衛生大学消化管内科

また，非腫瘍病変数の中央値（範囲）はCE群で2（0〜8），NBI群で1（0〜7）（p＝0.141）であった．
多発ポリープ症例を除外した解析において腫瘍描出率はCE群13.4%（22/164），p＝0.492であった．
241の正常部位からの生検からは腫瘍は認めなかった．

【結論】CE群とNBI群とのあいだにUC長期罹患症例で腫瘍病変描出に関して有意差を認めないものの，検査総時間・引き抜き観察時間はNBIが有意に短いことが示された．今後，UCのサーベイランスにはCEより簡便なNBI観察が主流になる可能性が示唆された．

Comment

【これまで知られていたこと】UCの長期罹患症例において腫瘍の発現，とくに炎症性の発がんリスクが上昇するが，通常の内視鏡白色光観察（WLE）では腫瘍病変の描出が困難なことが多い．そういった病変に対してメチレンブルーやインジゴカルミンを使用した色素内視鏡観察が有用であり，European Crohn's and Colitis Organisation（ECCO）やEuropean Society of Gastrointestinal Endoscopy（ESGE）でも推奨されている．

【この研究が解明しようとしたこと】過去には10 cmごとに無作為に生検を施行するランダムバイオプシー，ステップバイオプシーが推奨されていたが，術者の労力や患者の精神的，体力的，経済的負担が多い割に病変の描出率が高くないため効率的ではなく，現在は色素内視鏡観察による狙撃生検が広く施行されている．しかし白色光観察で判別困難な病変に対して全結腸に色素散布することも検査効率が悪いうえに視界が暗くなりかなりの熟練内視鏡医でない限り，スクリーニングが困難になるといった矛盾が生じる．これまで大規模臨床試験がないため著者らはスイッチ操作一つで簡便に全大腸を観察できるNBI観察がこれまでの色素内視鏡観察に比して腫瘍の描出に関して優越性あるいは非劣性を証明できれば，今後潰瘍性大腸炎のサーベイランスにNBI観察が有用になると考えた．

【研究結果を解釈する上での注意点，限界】国際多施設共同試験ではあるが限られた3施設であること．施設間での描出率の有意差はないとするものの熟練内視鏡医は1名のみでその他の検査医師はNBIの使用経験が少なく，IBDや腫瘍に精通したエキスパートではないことなどからとくに狙撃生検のターゲットを的確に認識できているかは不明である．本報告のみではなく，今後は他の大規模臨床試験の報告と合わせて慎重に結論を出すべきである．

【この研究によりわかったこと】UC長期罹患症例のサーベイランス大腸内視鏡検査において色素内視鏡観察による狙撃生検とNBI観察による狙撃生検の比較検討では腫瘍の描出に関して両者に有意な差はなく同等であると考えられた．総検査時間・引き抜き時の観察時間ではNBI観察において有意に時間が短いことからNBI観察がより簡便で検査施行者と患者の双方に対する負担が軽いことが予測され，今後はサーベイランスにNBIが推奨される可能性がある．本研究は今後のサーベイランスのあり方を変える可能性のある貴重な報告である．

連載 IBD注目のKey論文㉞　　　　　大森 鉄平*

潰瘍性大腸炎に対する寛解導入および寛解維持療法としてのトファシチニブ

Tofacitinib as induction and maintenance therapy for ulcerative colitis.
Sandborn WJ, Su C, Sands BE et al, N Engl J Med **376**: 1723-1736, 2017

Summary

【背景】トファシチニブ（経口，小分子ヤヌスキナーゼ阻害薬）は，第Ⅱ相試験で潰瘍性大腸炎の寛解導入療法として有効性が示されている．
【研究目的】トファシチニブによる潰瘍性大腸炎の寛解導入療法および寛解維持療法としての有効性を評価すること
【研究デザイン】無作為化二重盲検プラセボ対照試験
【研究環境】国際共同第Ⅲ相試験
【対象】診断後4ヵ月以上経過している5-ASA製剤を除く従来の療法や抗TNFα抗体製剤に不応もしくは不耐の，Mayo score 6～12（直腸出血スコア1～3，内視鏡サブスコア2～3）の中等症～重症潰瘍性大腸炎患者．OCTAVE-1, 2試験はそれぞれ598/541例を対象としてプラセボもしくはトファシチニブ10 mgを1日2回経口投与した寛解導入試験．OCTAVE-sustain試験はOCTAVE-1, 2試験でトファシチニブを投与し8週目で有効を示した593例を対象として，プラセボ，トファシチニブ5 mgもしくは10 mgを1日2回経口投与した寛解維持試験．
【測定項目】寛解導入試験では8週目における寛解（Mayo score2以下かつ各サブスコア1以下で直腸出血スコア0），寛解維持試験では52週目の寛解維持を主要評価項目とした．また血中トファシチニブ濃度を寛解導入試験では2, 8週目に測定し，寛解維持試験では8, 24, 52週目に測定した．
【結果】OCTAVE-1試験の寛解導入率は18.5%（p＝0.007），OCTAVE-2試験の寛解導入率は16.6%（p＜0.001）．OCTAVE-sustain試験における52週間の寛解維持率は5 mg群34.3%（p＜0.001），10 mg群40.6%（p＜0.001）であり，いずれでもプラセボにくらべ有意な有効性が示された．OCTAVE-sustain試験における重篤な感染症の発生率は各群間で同等であった．血中トファシチニブ濃度は，生物学的製剤のような免疫原性による減少を示さなかった．
【結論】中等症～重症の活動期潰瘍性大腸炎患者に対するトファシチニブの寛解導入ならびに寛解維持療法では，いずれもプラセボにくらべ有意に高い寛解導入率と寛解維持率が示された．

Comment

【これまで知られていたこと】第Ⅱ相試験において，トファシチニブはJAK1およびJAK3を優先的に阻害し，潰瘍性大腸炎に対する寛解導入療法としての有効性が示されていた．
【この研究が解明しようとしたこと】トファシチニブによる潰瘍性大腸炎の寛解導入療法および寛解維持療法としての有効性を評価すること
【研究結果を解釈する上での注意点，限界】寛解導入試験の主要評価判定が8週間と限定的であること．また維持試験においても52週での評価であり，長期間の治療成績及び有害事象に関しては明らかではない．
【この研究によりわかったこと】従来の療法や抗TNFα抗体製剤failure・不耐例の中等症～重症の活動期潰瘍性大腸炎患者に対するトファシチニブの寛解導入ならびに寛解維持療法において，プラセボにくらべ有意に高い寛解導入率と寛解維持率が示された．さらに長期間での研究結果が待たれる．

*OMORI Teppei/東京女子医科大学消化器内科

連載 **IBD注目のKey論文㉟**　　　　　　　　松浦　稔*

抗MAdCAM抗体（PF-00547659）の活動期潰瘍性大腸炎に対する有効性：第Ⅱ相無作為化二重盲検プラセボ比較試験

Anti-MAdCAM antibody (PF-00547659) for ulcerative colitis (TURANDOT): a phase 2, randomised, double-blind, placebo-controlled trial.
Vermeire S, Sandborn WJ, Danese S *et al*, *Lancet* **390**: 135-144, 2017

Summary

【背景】ヒトMAdCAMに対する完全ヒト型モノクローナル抗体PF-00547659は腸管組織へのリンパ球のホーミングを選択的に減少させる．本研究の目的は中等症から重症の活動期潰瘍性大腸炎（UC）における抗MAdCAM抗体PF-00547659の有効性と安全性を評価することである．
【研究デザイン】第Ⅱ相無作為化二重盲検プラセボ比較試験
【参加施設】欧州，北米，アフリカ，アジア，オセアニアからの21ヵ国105施設．
【対象】少なくとも1つの既存治療に不応あるいは不耐であった中等症から重症の活動期UC患者（total Mayo score≧6 かつ Mayo endoscopic subscore≧2）
【方法】プラセボ群および投与量をおのおの7.5 mg，22.5 mg，75 mg，225 mgに設定した実薬群の計5群に分けて抗TNF-α抗体治療歴の有無による無作為割付（層別無作為化）をおこない，4週毎に計3回皮下投与した（0週，4週，8週）．
【評価項目】主要評価項目は投与12週後の寛解率（Total Mayo score≦2），内視鏡所見による有効性評価は中央判定方式でおこなった．
【結果】プラセボ群と比較し，実薬7.5 mg，22.5 mg，75 mg投与群で有意に寛解率が高く（プラセボ：2.7％，7.5 mg：11.3％，22.5 mg：16.7％，75 mg：15.5％，225 mg：5.7％），いずれの実薬群においても抗TNFα抗体ナイーブ例で有効性が高かった．有害事象の多くはUC自体の増悪に起因するものであった．
【結論】抗MAdCAM抗体PF-00547659は活動期UCに対する寛解導入療法として有効かつ安全であり，22.5 mg群および75 mg群で最も有効性が高かった．

Comment

【これまで知られていたこと】MAdCAMのリガンドである$\alpha_4\beta_7$ integrinに対するヒト化モノクローナル抗体vedolizumabはUC患者における寛解導入および寛解維持に有効であり，既に市場に登場している．一方，MAdCAMに対するモノクローナル抗体PF-00547659については，活動期UC患者を対象とした第Ⅰ相試験において短期的な安全性と有効性が報告されているのみである．
【この研究が解明しようとしたこと】活動期UC患者に対する治療としての抗MAdCAM抗体の有効性と安全性を第Ⅱ相試験で検証した．
【研究結果を解釈する上での注意点，限界】プラセボ群での投与12週後の寛解率が2.7％と予想外に低くType-1 error（偽陽性）のリスクがあること，また維持療法としての有効性と安全性については不明である．
【この研究によりわかったこと】抗MAdCAM抗体PF-00547659は中等症から重症の活動期UCにおける寛解導入に有効であり，その効果は22.5 mgおよび75 mg投与で最大であることが確認された．今後はUCにおける長期的な有効性と安全性についての検証が必要である．

*MATUURA Minoru/京都大学医学部消化器内科

連載 **IBD注目のKey論文㊱**　　氷室 秀知*，溝口恵美子*

腸内微生物反応性の循環型・組織常在型CD4陽性T細胞は，健常者でも多数認められ，炎症の過程でその機能が変化していく

Circulating and tissue-resident CD4⁺T cells with reactivity to intestinal microbiota are abundant in healthy individuals and function is altered during inflammation.
Hegazy AN, West NR, Stubbington MJT *et al, Gastroenterology* **153**: 1320-1337, 2017

Summary

【背景】腸管にはおびただしい数の常在微生物が存在し，免疫細胞との相互作用によって腸内環境の恒常性維持に寄与しているが，その相互作用の詳細はいまだ不明な点が多い．

【研究目的】ヒト（健常者とIBD患者）CD4陽性T細胞の腸内微生物に対する反応性の検討

【研究方法】健常者およびIBD患者の末梢血および腸管組織を用い，腸内微生物に反応性を有するCD4陽性T細胞をCD154発現とCFSE法にて特定後，TCRVβ遺伝子のレパトア解析によってクローンの多様性を確認した．二群間のT細胞が腸管に対して及ぼす効果の違いを，フローサイトメトリーおよびqPCR法を用いて，サイトカイン・ケモカイン産生パターンおよび遺伝子発現様式の変化により比較検討した．

【結果】腸内微生物反応性CD4陽性T細胞は，末梢血や腸管組織に常時存在し，多様なTCRVβレパートリーを有していた．またホーミングレセプター発現，可溶性因子産生能，および9種類の腸内微生物に対する反応性に関して他のT細胞と異なり，IL17A，IFNγ，IL22およびTNFαの産生を介して腸管に作用していた．IBD患者では，これらCD4陽性T細胞は末梢血中で減少しており，健常者にくらべIL17A産生量の増加を認めた．

【結論】腸内微生物反応性のCD4陽性T細胞は健常者でも多く存在し，多様なTCRVβレパートリーを有し，腸管バリア機能増強を誘導するサイトカインの産生，また病原体に対する交差反応性をもつ記憶T細胞をプールすることで腸内環境維持に寄与するが，IBD患者では炎症過程でこれらのプール状態と機能性に問題が生じる．

Comment

【これまで知られていたこと】IBDの発症には腸内常在微生物と宿主免細胞間の応答異常が関与する．

【この研究が解明しようとしたこと】ヒトにおける腸内微生物とCD4陽性T細胞の反応性についての関連性．

【研究結果を解釈する上での注意点，限界】検出されたT細胞応答がもたらすIBDとの機能的関連性はいまだ完全には解明されていない点・IBD患者由来のCD4陽性T細胞応答に関しては本研究には用いられていない腸内微生物種に対してより強い交叉反応性が存在する可能性が残されている点など．

【この研究によりわかったこと】腸内微生物に対して免疫応答を生じるCD4陽性T細胞は，ヒトにおいて定常状態でも末梢血および腸管組織に多数存在してTCRVβレパートリーの多様性を有し，腸内環境のホメオスタシス維持に寄与する免疫機構であることが明らかになった．また，IBDにおいてはその分布や機能性に変化を認め，炎症部位などにおいてIL-17Aをはじめとしたサイトカイン産生の誘導を促進し，既知の報告と併せるとそれらの機構が粘膜保護や調節性（抑制性）サイトカイン産生に寄与する可能性があることがわかった．

*HIMURO Hidetomo, MIZOGUCHI Emiko/久留米大学医学部免疫学講座

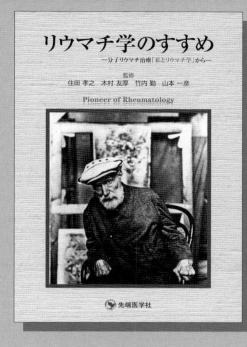

先人たちのリウマチ人生から次世代のリウマチ学を志す若人へ

「私とリウマチ学」として『分子リウマチ治療』誌に連載されたエッセイの総集編.

約半世紀で怒涛の進歩を遂げたリウマチ分野であるが,未だ発症機構を完全には解き明かされておらず,サイエンスに基づいた治療戦略を開発することは現代に残された課題である.半世紀前のリウマチ医療の悲惨さ,50年間の免疫学と分子生物学の進歩,現在のサイエンスに基づく治療薬(生物学的製剤など)の開発,トランスレーショナルリサーチの進歩,バイオ治療時代の課題と安全性,将来への提言と期待などリウマチ分野の歴史が凝縮された読み応えのある一冊.

(表紙)ピエール=オーギュスト・ルノワール
日本でも人気の高いフランス印象派の画家.47歳で関節リウマチを発症するも屈曲した手に絵筆を結びつけ,晩年まで絵を描きつづけた.

リウマチ学のすすめ
－分子リウマチ治療「私とリウマチ学」から－

監修 住田 孝之／木村 友厚／竹内 勤／山本 一彦
定価(本体2,000円+税) B5判／並製本／98頁 ISBN：978-4-86550-111-7

執筆者

- 安倍 達(埼玉医科大学総合医療センター名誉所長／埼玉医科大学名誉教授)
- 京極方久(東北大学名誉教授)
- 粕川禮司(福島県立医科大学名誉教授)
- 松井宣夫(名古屋市立大学名誉教授／名古屋市総合リハビリテーション事業団理事長,名誉センター長)
- 東 威(聖マリアンナ医科大学リウマチ・膠原病・アレルギー内科客員教授)
- 長屋郁郎(元国立名古屋病院副院長)
- 佐々木毅(東北大学名誉教授／NTT東日本東北病院名誉院長)
- 諸井泰興(伊東市民病院内科)
- 藤川 敏(藤川医院院長)
- 橋本博史(順天堂大学名誉教授／医療法人社団愛和会名誉理事長)
- 吉野槇一(日本医科大学名誉教授／東京電機大学客員教授)
- 廣瀬俊一(順天堂大学名誉教授／一般財団法人産業医学研究財団理事／アークヒルズクリニック総院長)
- 立石博臣(神戸海星病院理事長)
- 秋月正史(秋月リウマチ科院長)
- 澤田滋正(関町病院／元日本大学医学部教授)
- 長澤俊彦(杏林大学名誉学長)
- 東條 毅(独立行政法人国立病院機構東京医療センター名誉院長)
- 市川陽一(聖ヨゼフ病院名誉院長)
- 山名征三(医療法人(社団)ヤマナ会会長)
- 近藤啓文(北里大学メディカルセンターリウマチ膠原病内科客員教授)
- 江口勝美(社会医療法人財団白十字会佐世保中央病院リウマチ膠原病センター顧問)
- 能勢眞人(愛媛大学名誉教授)
- 小池隆夫(NTT東日本札幌病院院長／北海道大学名誉教授)
- 宮坂信之(東京医科歯科大学名誉教授)
- 高杉 潔(道後温泉病院リウマチセンター常勤顧問)
- 今井浩三(東京大学特任教授／神奈川県立がんセンター研究所長)

株式会社 先端医学社

〒103-0007 東京都中央区日本橋浜町2-17-8 浜町平和ビル
TEL 03-3667-5656(代)／FAX 03-3667-5657
http://www.sentan.com

●公募のご案内　お待ちしております!!

＊本誌では，**投稿による症例報告**を受けつけております．
　掲載の採否は編集委員会にて決定いたします．下記の投稿規定をご参照いただき，編集部までお知らせください．

『*IBD Research*』編集部　〒103-0007　東京都中央区日本橋浜町 2-17-8　浜町平和ビル 2F
　　　　TEL 03-3667-5656(代)　FAX 03-3667-5657
　　　　E-mail：tsakata@sentan.com

●『*IBD Research*』投稿規定●

『*IBD Research*』誌では，**症例報告**の投稿を募集しております．投稿要項については下記をご参照ください．なお，投稿に際しましては，つぎの点のご了承をお願いいたします．

◆他誌へ発表済み，および投稿中の原稿は受け付けません．
◆投稿論文の本誌掲載可否は，編集委員の査読を経て決定いたします．編集方針にしたがい，原稿の加筆，削除，修正をお願いすることがありますので，あらかじめご了承ください．
◆ほかの文献より文章，図表などを引用する場合はあらかじめ著作権者の了承を得てください．その際，出典（著者名，書(誌)名，発行年，頁，発行所）を明示してください．
◆本誌に掲載される著作物の複写，転載に関する許諾権は株式会社先端医学社が保有します．

投稿要項

	症例報告
原稿枚数*	6,000 字以内
要旨（日本語）	300 字程度
キーワード	5 点程度
図，表，写真	1 点につき 400 字に換算．可能な限り日本語を使用．キャプションは日本語でお願いします．
その他	著者，共著者全員の名前の英字つづりをお知らせください．
刷り上がり	5 頁程度

★投稿は郵送またはEメールで受け付けます．上記『*IBD Research*』編集部までお送りください．
★原稿枚数には，タイトル頁，図表，文献を含みます．

執筆の際のご注意点

◆項目は，「目的」「方法」「結果」「考察」等とし，論文形式を整えてください．

◆一般化している医学用語は日本語あるいはカタカナ書きをしてください．ただし，人名は原語のまま表記します．
◆図，表，写真は極力白黒掲載可能なものでお願いいたします．それぞれに日本語のキャプション，説明をつけたうえ，本文中に挿入箇所を明示してください．
◆文献は引用順とし，共著者は 3 名まであげ，4 名目からは，——ほか，——*et al* としてください．また，文献には可能なかぎり原著論文をあげてください．

〔雑　誌〕番号）著者（姓，名の順）：論文名．雑誌名巻：起始頁-最終頁（通しページ），発行年
〔単行本〕番号）著者（姓，名の順）：論文名．書名，編者（3 名まで），発行所，発行地，発行年

1）Lichtenstein GR, Abreu MT, Cohen R *et al*：American Gastroenterological Association Institute medical position statement on corticosteroids, immunomodulators, and infliximab in inflammatory bowel disease. *Gastroenterology* 103：935-939, 2006
2）杉田昭，小金井一隆，木村英明ほか：クローン病の外科治療．臨床消化器内科 18：282-292, 2003
3）松井敏幸：左側結腸・直腸炎型患者に対するブデソニド注腸療法は有効で，安全であった．DATE UPDATE 消化管，浅香正博，寺野彰，日比紀文編，先端医学社，東京，2001, pp148-149

著者校正について

◆著者校正は原則として 1 回お願いします．共著の場合は校正者を指定してください．

その他

◆本誌完成後，代表著者へ本誌および別刷 30 部を贈呈いたします．それ以上の別刷をご希望の場合は実費にて作成いたしますので，予め必要部数をお知らせください．

IBD Research 編集スタッフ

■編集主幹

日比　紀文　北里大学北里研究所病院 炎症性腸疾患先進治療センター
　　　　　　センター長

■編集幹事

鈴木　康夫　東邦大学医療センター佐倉病院内科学講座教授
松井　敏幸　福岡大学筑紫病院臨床医学研究センター（消化器内科）教授
渡辺　　守　東京医科歯科大学消化器内科教授

■編集委員（五十音順）

青柳　邦彦	福岡赤十字病院消化器内科副院長
味岡　洋一	新潟大学大学院医歯学総合研究科分子・診断病理学分野教授
蘆田　知史	札幌徳洲会病院副院長，炎症性腸疾患センター長
安藤　　朗	滋賀医科大学医学部消化器内科教授
飯島　英樹	大阪大学大学院医学系研究科消化器内科学准教授
池内　浩基	兵庫医科大学炎症性腸疾患学講座外科部門教授
伊藤　裕章	医療法人錦秀会インフュージョンクリニック院長
岩切　龍一	医療法人長晴会 木下医院顧問
上野　文昭	大船中央病院特別顧問
内野　　基	兵庫医科大学炎症性腸疾患学講座外科部門准教授
江﨑　幹宏	九州大学大学院病態機能内科学講師
大塚　和朗	東京医科歯科大学光学医療診療部教授
大宮　直木	藤田保健衛生大学消化管内科学教授
大森　鉄平	東京女子医科大学消化器内科助教
岡崎　和一	関西医科大学内科学第三講座(消化器肝臓内科)主任教授
角田　洋一	東北大学病院消化器内科助教
金井　隆典	慶應義塾大学医学部内科学（消化器）教授
加藤　　順	和歌山県立医科大学第二内科准教授
金城　福則	浦添総合病院消化器病センター顧問
後藤　秀実	名古屋大学大学院医学系研究科消化器内科学教授
小林　清典	北里大学医学部新世紀医療開発センター准教授
小林　　拓	北里大学北里研究所病院 炎症性腸疾患先進治療センター 副センター長
猿田　雅之	東京慈恵会医科大学内科学講座消化器・肝臓内科主任教授
城　　卓志	名古屋市立大学大学院医学研究科消化器・代謝内科学教授
杉田　　昭	横浜市立市民病院炎症性腸疾患センター長
鈴木　健司	新潟医療福祉大学教授，新潟大学医歯学総合病院特任教授
髙添　正和	東京山手メディカルセンター副院長，炎症性腸疾患センター長
竹内　　健	東邦大学医療センター佐倉病院内科学講座消化器内科学分野講師
竹島　史直	長崎大学大学院医歯薬学総合研究科消化器内科学分野准教授
竹田　　潔	大阪大学大学院医学系研究科免疫制御学教授
田中　信治	広島大学大学院医歯薬保健学研究科内視鏡医学教授
千葉　　勉	京都大学大学院名誉教授
土肥多惠子	国立国際医療研究センター研究所肝炎・免疫研究センター消化器疾患研究部部長
長堀　正和	東京医科歯科大学消化器内科特任准教授
仲瀬　裕志	札幌医科大学医学部消化器内科学講座教授
長沼　　誠	慶應義塾大学医学部消化器内科准教授
中村　志郎	兵庫医科大学炎症性腸疾患学講座内科部門教授
西脇　祐司	東邦大学医学部社会医学講座衛生学分野教授
畑　　啓介	東京大学腫瘍外科特任講師
花井　洋行	浜松南病院 消化器病・IBDセンター長
春間　　賢	川崎医科大学・川崎医療福祉大学特任教授
東　大二郎	福岡大学筑紫病院外科講師
久松　理一	杏林大学医学部第三内科学教授
平井　郁仁	福岡大学筑紫病院炎症性腸疾患センター部長
平岡佐規子	岡山大学病院消化器内科助教，炎症性腸疾患センター副センター長
藤井　久男	平和会吉田病院消化器内視鏡・IBDセンター長
藤谷　幹浩	旭川医科大学内科学講座消化器血液腫瘍制御内科学分野准教授
藤本　一眞	佐賀大学医学部内科学教授
藤山　佳秀	独立行政法人地域医療機能推進機構滋賀病院顧問
舟山　裕士	仙台赤十字病院外科部長，院長補佐
穂苅　量太	防衛医科大学校内科学講座（消化器内科）教授
松岡　克善	東京医科歯科大学消化管先端治療学准教授
松本　主之	岩手医科大学内科学講座教授
三浦総一郎	防衛医科大学校
水島　恒和	大阪大学大学院医学系研究科炎症性腸疾患治療学寄附講座寄附講座教授
溝口　充志	久留米大学医学部免疫学講座主任教授
光山　慶一	久留米大学医学部内科学講座消化器内科部門教授
本谷　　聡	札幌厚生病院副院長 兼 IBDセンター長
渡辺　憲治	兵庫医科大学腸管病態解析学特任准教授

IBDの病態解明・治療法確立と患者さんのQOL向上をめざす情報誌

IBD Research
Journal of Inflammatory Bowel Disease Research

IBD Research 3
vol. 12 no. 1 2018　　2018年3月10日発行

編　集　「*IBD Research*」編集委員会
発行者　鯨岡　哲
発行所　株式会社　先端医学社
　　　　〒103-0007
　　　　東京都中央区日本橋浜町2-17-8　浜町平和ビル
　　　　電　話：03-3667-5656(代)　FAX：03-3667-5657
　　　　郵便振替：00190-0-703930
　　　　http://www.sentan.com
　　　　印刷・製本／三報社印刷株式会社

定価（本体 2,000円＋税）
年間購読　8,000円＋税（4冊，送料弊社負担）

・本誌に掲載する著作物の複製権・翻訳権・上映権・譲渡権・公衆送信権（送信可能化権も含む）は，株式会社先端医学社が保有します。
・JCOPY＜(社)出版者著作権管理機構　委託出版物＞
本誌の無断複写は著作権法上での例外を除き禁じられています。複写される場合は，そのつど事前に，(社)出版者著作権管理機構（電話 03-3513-6969, FAX 03-3513-6979, e-mail: info@jcopy.or.jp）の許諾を得てください。

次号予告

vol. 12 no. 2
（通巻第46号　2018年6月10日発行）

特　集　IBDの類縁疾患を知り，鑑別する！
　　　　　　　　　　　　　　企画：加藤　順
クロンカイト・カナダ症候群　　　江﨑　幹宏
家族性地中海熱　　　　　　　　　松浦　稔
非特異性多発性小腸潰瘍症　　　　梁井　俊一
8番染色体異常（trisomy 8）を伴う骨髄異形成
　症候群（MDS）に合併する多発潰瘍性腸炎
　　　　　　　　　　　　　　　　平岡佐規子
原発性免疫不全症に伴う腸炎　　　新井　勝大
免疫チェックポイント阻害薬による
　自己免疫性腸炎　　　　　　　　浜本　康夫

連　載
トピックス　ワールドコングレスレポート
　第13回欧州クローン病・大腸炎会議
　（European Crohn's and Colitis Organisation：
　　ECCO）2018
　2018年2月14～17日，ウィーン（オーストリア）
　　　　　　　　　　　　　　　　木下　賢治

講　座　IBD治療のピットフォール
　第18回　チオプリン製剤と*NUDT15*遺伝子多型
　　　　　　　　　　　　　　　　角田　洋一

診断講座　症例から学ぶIBD鑑別診断のコツ
　第37回　NSAIDs腸炎　　　　　高木　智久

文献紹介　IBDの注目Key論文
　　　水野慎大　竹島史直　畑　啓介　安藤祐吾

・・・・・・今後の予定・・・・・・
vol. 12 no. 3（2018年9月10日発行予定）

特集　IBDの最新治療薬を網羅する！

ISBN978-4-86550-326-5　C3047　¥2000E